PHYSIOLOGIE

DES PASSIONS.

TOME I.

A PARIS,

DE L'IMPRIMERIE DE CRAPELET.

RUE DE VAUGIRARD, N° 9.

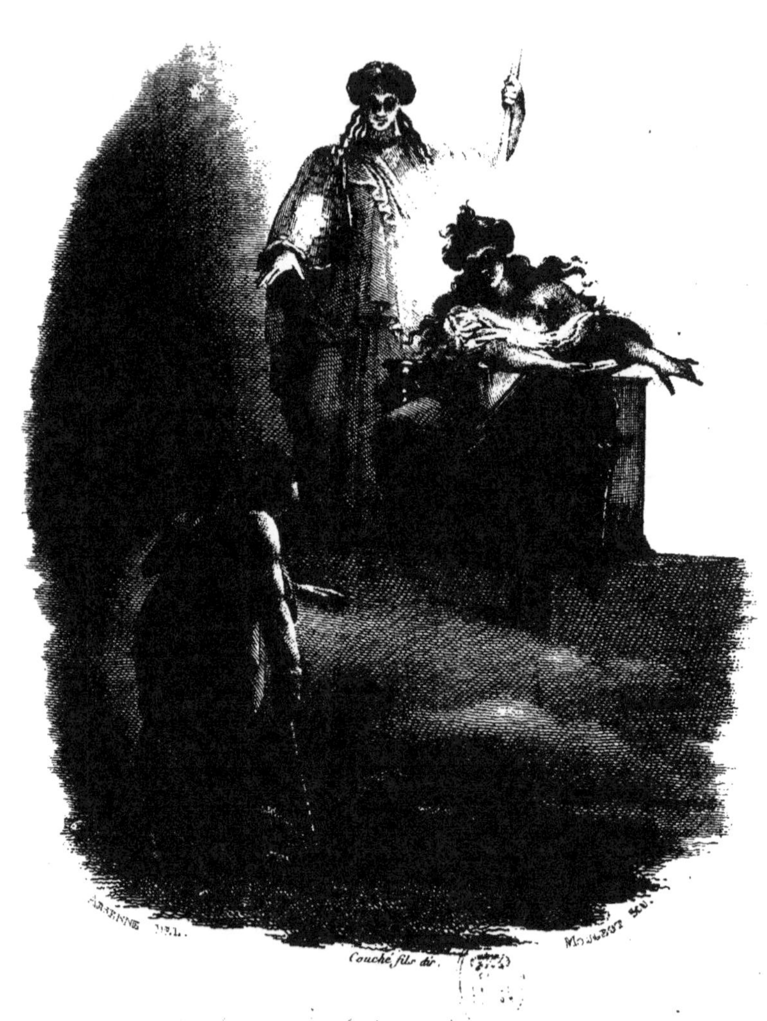
Couché fils dir.

PHYSIOLOGIE
DES PASSIONS,

OU

NOUVELLE DOCTRINE

DES SENTIMENS MORAUX;

PAR J.-L. ALIBERT,

CHEVALIER DE PLUSIEURS ORDRES, PREMIER MÉDECIN ORDINAIRE DU ROI,
PROFESSEUR A LA FACULTÉ DE MÉDECINE DE PARIS,
MÉDECIN EN CHEF DE L'HÔPITAL SAINT-LOUIS, ETC.

SECONDE ÉDITION,
REVUE, CORRIGÉE ET AUGMENTÉE.

TOME PREMIER.

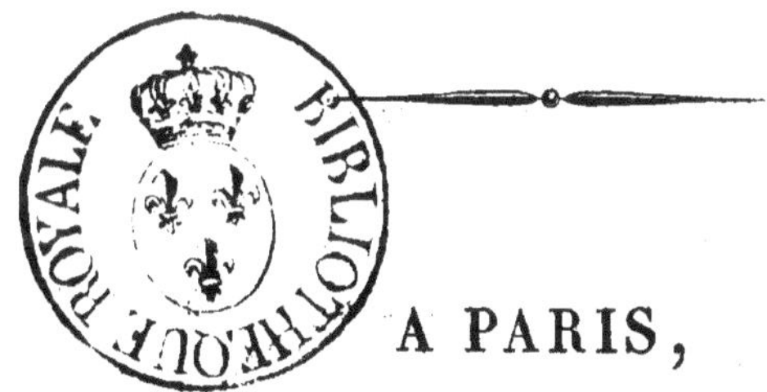

A PARIS,

CHEZ BÉCHET JEUNE, LIBRAIRE,
PLACE DE L'ÉCOLE DE MÉDECINE, N° 4.

M. DCCC. XXVI.

CONSIDÉRATIONS

PRÉLIMINAIRES

SUR LE SYSTÈME SENSIBLE.

Pour connaître l'homme, il faut le chercher dans son âme, et non dans les organes matériels de son enveloppe corporelle. C'est, en effet, dans le fond de l'âme que se trouvent les plus hautes comme les plus sublimes doctrines de la philosophie humaine. Les fondemens de la morale y reposent ; les principes immuables de nos devoirs y sont écrits en caractères sacrés.

Les médecins surtout ne doivent pas rester étrangers à cet ordre de recherches, puisque les philosophes de tous les siècles n'ont cessé de s'y livrer; puisque Platon dit expressément que le corps humain n'est qu'un instrument harmonique propre à réfléchir, à imiter, à reproduire les phénomènes de l'âme; puisque les poètes, les sculpteurs, les peintres, les musiciens ne doivent leurs compositions admirables qu'à l'étude profonde qu'ils ont faite des sentimens moraux.

Le système sensible est l'appareil le plus surprenant que nous présente l'organisation de l'homme; ses nombreux résultats se dérobent, pour la plupart, aux yeux du corps; mais nous n'en sommes pas moins spectateurs intellectuels de ses phénomènes incompréhensibles. Nous aimons à pénétrer, à suivre les divers actes de cette sensibilité merveilleuse qui offre tant de problèmes à l'esprit humain ; car, dans l'étude de la philosophie, le plus étonnant mystère pour l'homme est, sans contredit, l'homme lui-même.

L'homme est le seul être vivant qui se recueille par la réflexion, qui assiste, pour ainsi dire, aux propres opérations de son entendement ; qui voit couler ses pensées comme les flots de la mer ; qui se blâme ou s'approuve, se condamne ou se loue ; qui affranchit lui-même ses idées de tout ce qui peut en entraver la marche ; qui creuse à chaque instant de nouveaux sentiers dans le domaine de l'intelligence ; qui garde et accumule, en quelque sorte, les trésors de ses méditations. Que d'efforts néanmoins, que de tentatives ne faut-il pas pour estimer toute l'étendue de notre raison, pour la débarrasser de tous les nuages qui la cachent aux esprits vulgaires, pour mettre dans tout son jour le grand système des passions humaines !

On n'est pas plus d'accord aujourd'hui qu'on ne l'était autrefois sur les vérités philosophiques. La plupart de nos métaphysiciens ressemblent plutôt à des sectateurs qu'à des savans : ils se séparent et se rassemblent par groupes pour se déclarer la guerre; ils se combattent au milieu des ténèbres et sans point d'appui; ils ne cessent de se harceler par des contestations aussi futiles que chimériques. Comme ils luttent dans l'obscurité, ils s'imaginent qu'ils se blessent alors même qu'ils ne se touchent pas. Les géomètres, les physiciens, les médecins surtout s'amusent beaucoup de leurs divisions, et de leurs victoires fantastiques.

L'homme doit être considéré comme un être raisonnable jeté dans l'espace, pour y subir la loi inexorable du temps, pour y être continuellement à la merci des prestiges et des illusions de la vie. Ce n'est qu'après avoir long-temps médité sur la grande énigme de l'existence, qu'on peut assigner au corps et à l'âme les fonctions qui leur appartiennent ; ce n'est qu'après une longue habitude de l'observation, qu'on parvient à approfondir les lois de la conscience, qui sont aussi naturelles, aussi inhérentes au système sensible, que les impressions de la vue, de l'ouïe, du goût et de l'odorat.

Quand on fait l'histoire de l'aigle, dit un écrivain philosophe, on a soin de parler de l'élévation de son vol, de la portée incompréhensible de sa vue, de son agilité extraordinaire, pour saisir une proie, etc. ;

quand il s'agit de l'homme, il importe donc
de signaler le pouvoir qu'il a d'étendre ses
moyens de conservation et de bonheur; il
convient de faire mention de son penchant
à aimer ses semblables, à étendre le cercle
de ses relations, de son aptitude à exprimer ses désirs et ses volontés. Il faut décrire toutes les émotions dont il est susceptible, quand aucun obstacle ne le détourne
de ses fonctions.

Mais c'est surtout au milieu des hommes
civilisés et qui ont profondément senti toutes
les influences, que le philosophe doit procéder à ses études sur la physiologie morale.
En effet, si nous voulions procéder à la
recherche des phénomènes purement physiques, que nous apprendrait l'anatomie
sur des organes qui n'auraient jamais été
exercés? l'œil qui n'aurait pas été frappé

par la lumière, l'ouïe que les rayons sonores n'auraient point atteinte, pourraient-
ils révéler des faits intéressans à l'observateur ?

Pour bien estimer le flux et le reflux
de nos passions, sachez donc considérer
l'homme dans tous les états, dans toutes
les conditions, dans tous les rangs, parmi
tous les intérêts qui l'agitent, au milieu de
toutes les contrariétés dont il est sans cesse
l'objet. Sachez le suivre dans tous les combats qu'il livre à ses pareils ou à lui-même ;
apprenez à le voir tour à tour vainqueur
ou esclave de ses sens, tantôt attiré par la
sympathie, tantôt repoussé par la haine,
tantôt épuré par ses vertus, tantôt abruti
par ses jouissances ; dans l'état de guerre
ou dans la paix, analysez avec discernement tout ce qui le trouble, tout ce qui le

rassure, tout ce qui l'afflige, tout ce qui le console.

L'homme n'est ni déchu ni perfectionné; examinez les pays et les siècles, vous les verrez pencher alternativement vers la civilisation ou la barbarie. La nature humaine a ses momens d'éclat et ses éclipses; tout disparaît, tout renaît. Ce qu'on a dit de la condition primitive de l'homme tient un peu de la rêverie et de l'esprit d'hypothèse. S'il était permis de considérer l'espèce humaine tout près des sources de son existence, on verrait que, si elle n'a pas toujours eu les mêmes acquisitions, elle a eu néanmoins les mêmes penchans, les mêmes aptitudes.

La méthode est le rameau d'or qui nous conduit dans les profondeurs incommensurables de la pensée ; on peut la comparer à ces talismans que les poètes donnent aux héros pour les retirer des embarras les plus périlleux. La vie d'ailleurs est si courte pour l'étude de la philosophie, qu'il faut mettre un grand prix à tout ce qui nous abrége les procédés de notre raison.

Toutefois l'homme qui est vivement inspiré ne demande point qu'on donne des règles à son esprit; il n'a besoin ni d'instrumens ni de leviers pour accroître les forces de son entendement, pour en faciliter l'application. Le génie a des ailes pour franchir les intervalles; c'est en se jouant dans toutes les directions, c'est en s'élevant jusqu'aux cieux que l'aigle mesure toutes les hauteurs de l'espace, et qu'il arrive toujours où il veut atteindre. [1]

[1] Leibnitz dit avec raison que celui qui ne connaît point

Quand Descartes viendrait me dire qu'il doit toute sa supériorité intellectuelle à la méthode qu'il a suivie, je ne le croirais point. Les esprits naissent inégaux; il en est de si pauvres et de si défectueux, que les idées s'y rangent sans harmonie et sans la moindre liaison ; donnez des béquilles

encore la théorie d'un art est plus capable d'y faire de véritables découvertes que celui qui en connaîtrait déjà tous les principes. En effet, le moyen d'inventer et de pénétrer dans des routes inconnues, c'est de marcher sans guide et loin des sentiers de la routine ; on approfondit davantage les sujets ; je dirai plus, on voit les choses sous un aspect absolument nouveau. Cette vérité s'applique à tous les genres de composition littéraire. Restaut, d'Olivet, Domergue, étaient médiocres dans l'art d'écrire ; et pourtant ils avaient étudié plus long-temps la grammaire que Racine. En général, les beautés du style tiennent à des qualités d'imagination et de génie qui placent au-dessus de toutes les méthodes l'homme qui pense avec sagacité et profondeur. Un très savant professeur de physique, M. Charles, me disait que, dans ses conversations familières, il n'avait jamais pu inculquer à Grétry certaines règles d'acoustique ; la même chose lui arriva lorsqu'il entreprit de faire un cours sur le même objet à Méhul et à quelques autres musiciens, d'ailleurs très dignes de leur célébrité.

à un individu estropié, il marchera, mais moins vite que celui qui aura tous ses membres. Vouloir communiquer à une multitude d'esprits la même étendue, la même capacité, est certainement une absurde entreprise ; c'est comme si l'on avait la prétention d'imprimer la même légèreté, la même dextérité à des gladiateurs qui combattraient dans une arène.

Jean Huartez a composé jadis un livre très piquant sur la différence des esprits. Hippocrate d'ailleurs n'a-t-il pas dit quelque part que l'intelligence humaine est à l'instruction ce que la terre est à la semence ? Il est des aptitudes originelles, il est des organisations privilégiées qu'il n'est pas permis de méconnaître : l'art peut bien frayer la route de la science ; mais c'est la nature qui donne le pouvoir de la saisir et de la comprendre. Cette prééminence de certains esprits est si évidente, qu'il serait déraisonnable de la contester ; il n'appartient à personne de créer la trempe de son génie ; il la reçoit d'en-haut.

L'exemple et la culture morale peuvent sans doute influer sur la perfection et l'activité de l'esprit humain ; mais avec si peu d'avantage, que presque toujours les connaissances qu'on veut y introduire par force n'y prospèrent point ou rapportent peu de fruits. Celles qui viennent naturellement et sans contrainte y sont au contraire d'une grande vigueur, et obtiennent un accroissement rapide.

Le système sensible a une multitude de qualités imperceptibles, qui sont un sujet inépuisable de méditation, et qu'on ne connaît jamais à fond ; on remarque même que ces qualités n'ont le plus souvent aucun rapport avec l'harmonie plus ou moins apparente de notre organisation physique ; c'est ainsi que l'homme faible de corps pense quelquefois plus rapidement que l'homme robuste ; l'hypocondriaque a les yeux du lynx, l'oreille de la taupe, etc.

Il est des esprits abondans et féconds, mais qui manquent de rectitude ; il en est qui procèdent avec une étonnante vitesse, mais qui s'arrêtent au moindre obstacle ; il en est d'autres qui n'avancent qu'à pas de tortue, mais dont aucune puissance ne saurait empêcher la marche : ils vont lentement, mais ils vont toujours ; leur force, comme l'a dit Ferguson, ressemble à l'action d'un ressort qui presse insensiblement tout ce qui lui résiste.

Il est même curieux de voir comme chaque esprit se sert par préférence d'une faculté particulière de l'entendement : les uns de l'imagination, les autres de la mémoire, etc. Les passions qui nous agitent n'influent pas moins sur la nature de nos conceptions intellectuelles. L'homme cultivé fait passer en quelque sorte toute sa constitution morale dans ses écrits ; il y met ses habitudes, ses goûts, ses inclinations ; on y retrouve jusqu'à la sécheresse de son cœur, jusqu'à la faiblesse de son caractère.

C'est, du reste, dans leur ensemble qu'il importe d'étudier tous les attributs du système sensible ; car, dans le travail de la pensée, toutes les facultés de l'esprit s'entr'aident réciproquement ; elles agissent toutes de concert pour le complément de notre nature intellectuelle ; elles se vivifient par leur réunion ; elles ne sont rien si on les isole. Que ferait la mémoire sans l'office de la réflexion ? et que ferait la réflexion sans l'office de la mémoire ? C'est ainsi que dans le corps humain les diverses fonctions se prêtent un secours mutuel. On pourrait aussi démontrer comment les émotions et les impressions plus ou moins fortes du système sensible s'associent également dans un ordre digne d'admiration ; comment le chagrin produit la colère ; comment la colère engendre la haine ; comment la joie fait naître l'amour.

Bossuet a énoncé une profonde maxime en insistant sur la nécessité de rallier la physiologie humaine à la morale. Il pensait que l'union de ces deux sciences était la véritable philosophie [1]. La morale, en effet,

[1] Traité de la Connoissance de Dieu et de soi-même.

ne prospère, ne s'étend, ne s'inspire que par le sentiment; il faut la faire aimer pour la faire comprendre. Les raisonnemens spécieux dont on l'environne ne servent que trop souvent à en dégoûter. L'homme ici-bas n'est vivement frappé que par des faits ou par des images.

C'est le sentiment qui met, pour ainsi parler, le feu à nos idées, et nous arrache à l'aridité des abstractions. D'une autre part, la philosophie ne doit donner à l'âme que des dispositions graves et sérieuses; elle doit tendre aux plus hautes vertus pour mieux mériter la vénération des mortels.

L'homme est mu manifestement par deux ordres de phénomènes intellectuels : les premiers s'opèrent par le ministère des sensations; les autres dérivent du foyer de l'âme, source véritable de nos plus vives jouissances ; les uns s'exercent dans le monde extérieur, les autres se rattachent à ce qu'on nomme la vie intérieure. Il y a deux sortes d'idées dans notre nature : les idées acquises, et les idées inspirées ; celles qui tiennent aux circonstances de notre conservation corporelle, et celles qui nous ramènent à l'ordre général établi par le Créateur.

Indiquons séparément ces divers attributs ou facultés élémentaires de notre entendement, qui s'appliquent à toutes nos manières de penser et de sentir ; aucune étude ne me paraît plus importante ; elle convient à toutes les conditions de la vie. Nos poètes vont tous les jours réchauffer leur verve dans des fables et des allégories mythologiques ; mais ils arriveraient à des peintures plus attrayantes, s'ils suivaient d'un œil attentif les mouvemens des passions des hommes : les grands traits qui nous touchent le plus sont ceux qu'on emprunte au cœur humain.

PREMIÈRE PARTIE.

DE LA VIE EXTÉRIEURE DU SYSTÈME SENSIBLE, ET DES ATTRIBUTS INTELLECTUELS QUI S'Y RATTACHENT.

L'HOMME est fait pour posséder le monde physique, puisqu'il sait en jouir en le contemplant : nul être d'ailleurs n'a plus étendu que lui l'empire des sens extérieurs. L'intelligence humaine est un miroir où viennent se peindre, par une inconcevable magie, les merveilles innombrables dont se compose l'univers; le brillant organe de la vue, celui de l'ouïe, de l'odorat, etc., sont en quelque sorte les avenues de cette âme immortelle, qui est à chaque instant modifiée par la présence des corps qui l'environnent.

L'homme est le seul confident des secrets de la nature ; car jamais la brute ne porta un œil curieux sur le dessein des œuvres de la création. Les animaux ne connaissent ni le mécanisme, ni le but, ni la cause finale des choses visibles : ils n'ont ni les organes appropriés à la culture des arts, ni l'intelligence qui dirige ces organes. Il est pourtant vrai que la plupart d'entre eux ont des sens plus fins et plus déliés que ceux de l'homme ; mais l'homme a la facilité de se les approprier : l'odorat du chien lui appartient, ainsi que la vitesse du cheval, pour ses besoins artificiels ; il faut donc regarder comme une preuve de la supériorité de l'homme sur les autres créatures, le privilége qu'il a d'étendre à l'infini ses désirs et ses besoins, d'embellir sa vie et d'accroître ainsi ses jouissances.

L'homme est naturellement avide de tous

les phénomènes qui se passent en dehors
de son esprit; il est à la poursuite de toutes
les impressions : ses pensées ne sauraient
rester cachées dans son sein ; il faut qu'il
les exprime : il s'efforce à chaque instant
d'agrandir l'horizon de cette vie extérieure
qui fait ses délices ; il y cherche continuellement la fortune, la gloire, le bonheur; il a d'ailleurs le besoin d'être continuellement affecté par les couleurs, par les
sons, par les odeurs, par les saveurs, quand
ses organes se trouvent dans les conditions
requises pour ces divers genres de perceptions.

Rien n'est plus pénible pour l'âme que
l'inactivité des organes des sens, et les mouvemens qui s'effectuent d'une manière trop
lente sont d'un poids insupportable pour
l'existence. Les voyageurs anciens nous rap-

portent fabuleusement qu'on a vu des dauphins, au son d'une musique mélodieuse, venir, à la surface des eaux, s'agiter en cadence, imiter les mouvemens de ceux qu'ils voyaient danser sur le rivage, charmés à leur tour d'attirer l'attention des spectateurs : telle est l'image du monde sensible, où les hommes arrivent à l'envi pour s'exciter mutuellement à vivre, pour comparer leurs forces, pour mesurer leur capacité intellectuelle; où chaque être de la création est sans cesse influencé par tout ce qu'il aperçoit, par tout ce qu'il entend, par tout ce qu'il touche.

ARTICLE PREMIER.

DE LA CURIOSITÉ.

C'EST ainsi que nous désignons cet attribut particulier de notre système sensible, qui nous porte à nous enquérir sans cesse de ce que nous ignorons; ce penchant de l'âme à diriger son activité vers toutes les choses qui sont susceptibles d'affecter nos organes extérieurs : c'est une faculté très simple, dans son action comme dans ses effets. Tout ce qui est nouveau pour la vue, pour l'oreille, pour le goût, l'excite avec plus ou moins de force : c'est le premier mobile de l'être qui fait l'essai de la vie. Il est essentiel de remarquer que ce mouvement devance toujours celui de l'attention : cette affection inconstante vole d'objet en objet ; elle agite continuellement l'existence ; mais elle repousse le plus souvent ce qu'elle connaît, et qu'on lui a présenté plusieurs fois.

Les plaisirs que donne la curiosité sont innombrables. Suivez et examinez cet ardent naturaliste parcourant les prairies, gravissant les montagnes, pénétrant dans tous les réduits solitaires, éprouvant à chaque heure les plus délicieuses extases, les plus vifs ravissemens ; une loupe à la main, s'émerveillant sur une plante ou sur un insecte. Ainsi la curiosité influe sur le bonheur de celui qui se livre à ces contemplations attrayantes.

La curiosité est le premier attribut du système sensible, la première faculté active de notre entendement. J'ai déjà dit qu'il ne faut pas la confondre avec l'attention, qu'elle précède ou qu'elle détermine. En effet, elle ne cause aucune impression permanente ; elle ne fait qu'effleurer les surfaces : l'attention, au contraire, comme on le verra plus bas, s'arrête et se concentre dans un même objet ; elle ne s'en détache souvent qu'avec difficulté. Les enfans sont curieux à l'excès; mais leur mobilité naturelle les empêche d'être attentifs.

·· La curiosité suppose peut-être le don de pressentir, en quelque sorte, les avantages de l'objet vers lequel elle se dirige; car on observe que les sauvages sont très rarement agités par cette passion, ·à moins qu'elle n'ait pour but une utilité réelle : c'est ainsi qu'ils se montrent indifférens pour les plus beaux de nos arts et le luxe de notre civilisation, dont ils n'ont que faire; mais ils voient avec un plaisir extrême le soleil, les fruits des arbres, le gibier des forêts, les flèches, les haches, en un mot tout ce qui sert à leur usage et à leur entretien journalier.

Plutarque, en sa qualité de moraliste, insiste sur l'abus que l'on fait de la curio-

sité, passion si voisine de la malignité et de l'envie ; il présente sous plusieurs points de vue ce phénomène intéressant du système sensible : il donne des conseils pour le diriger et l'ennoblir.

La curiosité, qui tient au besoin d'être ému, est si impérieuse pour l'homme, qu'il se livre à des luttes, à des combats ; qu'il s'expose à la mort pour la satisfaire. Les animaux, du moins, ne se tuent point pour se repaître du spectacle de la nature ; chacun d'eux la voit à sa guise et comme bon lui semble. Malgré ces écueils, la curiosité n'en est pas moins le don le plus précieux que le Créateur ait fait à l'espèce humaine, quand elle n'en use point à son propre détriment.

ARTICLE II.

DE L'ATTENTION.

L'ÉTYMOLOGIE du mot qui sert à désigner cet attribut nous éclaire déjà sur ses merveilleux phénomènes ; ce mot exprime la direction de notre organe intellectuel vers un point quelconque, vers un objet qui se trouve dans la sphère de notre intelligence, et par conséquent à notre portée ; c'est l'œil de la pensée que l'on fixe : c'est, comme le dit un célèbre académicien, l'image de l'arc tendu vers le but que l'on veut atteindre. Je doute qu'on puisse recourir à une comparaison plus juste pour caractériser cet acte particulier de notre entendement.

L'attention n'est point, comme on l'a prétendu, la faculté première du système sensible : car on est curieux avant d'être attentif ; mais cette faculté bien conduite n'en est pas moins une des plus grandes puissances de l'esprit humain : elle embrasse alternativement les plus énormes masses et les plus minces détails ; un profond métaphysicien la compare à la trompe de l'éléphant, qui tour à tour arrache au chêne ses robustes rameaux, et relève de terre une paille imperceptible.

L'attention remplit mieux son but quand une vive curiosité la devance. Les physiologistes ont néanmoins déterminé plusieurs circonstances qui rendent cette faculté plus active ; telle est celle d'une impression forte produite sur le système nerveux : c'est ainsi qu'un coup de tonnerre, un tremblement de terre, l'éruption d'un volcan, l'apparition d'un météore, etc., écartent en quelque sorte toutes les sensations pour n'attacher l'esprit qu'à une seule. Ce que nous appelons le sublime dans les productions des beaux-arts, est également très propre à concentrer notre attention par l'extrême surprise qu'il nous cause; la surprise, en effet, est un des plus vifs sentimens qui puissent entrer dans notre âme : elle peut aller jusqu'à produire l'extase, qui n'est qu'une sensation ou une idée assez forte pour suspendre toutes les autres. À cette théorie se rattache le phéno-mène de la distraction, état habituel de certains individus qui laissent errer leur esprit dans le vague de la rêverie et d'une contemplation incertaine.

L'attention suppose un esprit fin, persé-vérant et dispos. Chez certains aliénés il est facile de voir que cette faculté est nulle : ces sortes de malades sont assiégés par une multitude d'idées incohérentes; malgré leurs agitations, ils n'ont aucune conscience d'eux-mêmes ; ils ne peuvent ni recueillir, ni coordonner leurs idées : ils ont les yeux ouverts et ne distinguent point les objets ; la musique même ne saurait ébranler leur tympan. [1]

Souvent l'attention s'attache à un seul objet sans qu'elle puisse, en aucune manière,

[1] M. le professeur Esquirol a fait des remarques aussi ingénieuses que positives sur ce point intéressant de psychologie ; il a démontré, par exemple, que chez les aliénés, il y a tantôt divagation de l'attention, ainsi qu'on l'observe dans les transports de la manie furieuse ; tantôt concentration de l'attention, comme dans les idées fixes de la *monomanie* ; tantôt faiblesse ou défaillance de cette même faculté, comme il arrive dans cet état du cerveau communément désigné sous le nom de *démence*. L'un de nos plus illustres maîtres, feu le docteur Pinel, s'était rendu recommandable par des aperçus analogues. Pour approfondir et bien connaître l'homme il ne suffit donc pas de le voir dans le plein exercice de sa raison ; il faut le suivre dans toutes les maladies de son esprit ; l'homme privé de sa puissance intellectuelle est encore un sujet de méditation pour le métaphysicien qui veut juger sainement de la nature et de l'importance de ses attributs moraux.

s'en départir ; dans ce cas, cette faculté est tout-à-fait soustraite à l'empire de la volonté : elle constitue alors ce triste état de notre système sensible désigné sous le nom de *monomanie*. On vient quelquefois à bout de suspendre, par une perturbation salutaire, cette attention forcée et maladive ; mais celui qui s'en trouve atteint ne tarde pas à y être ramené par un penchant irrésistible ; tels sont, par exemple, les individus qu'un excès de superstition égare, qui se croient irrévocablement damnés ou poursuivis par un esprit malin.

C'est un fait remarquable dans l'histoire du cœur humain, que cette attention pour ainsi dire maniaque, qui se dirige avec tant de force vers certaines choses de la vie. Quelques hommes ont la manie des livres ; quelques autres ont la manie des tableaux ;

certains s'attachent de préférence aux êtres vivans, et on en rencontre qui recherchent passionnément les oiseaux ou les quadrupèdes : on connaît les habitudes des *foustulipiers*. Il semble que l'homme ne puisse rester dans le vague, et qu'il ait besoin d'être constamment fixé ou retenu par une idée dominante. Cette concentration de toutes les facultés du système sensible vers un objet unique devient une passion violente que la raison ne saurait maîtriser.

La curiosité, que nous avons déjà représentée comme le premier attribut intellectuel du système sensible, est le résultat d'un mouvement involontaire ; mais il n'en est pas de même de l'attention, que nous dirigeons à notre gré pour prendre connaissance des objets qui nous intéressent. Le plus souvent elle seule nous fait apprécier la différence et la conformité des choses ; elle nous identifie avec ce que la nature a de plus secret. Sans elle, aucune idée positive ne pourrait s'établir dans le cercle de la vie intérieure ; rien ne serait connu dans cette philosophie expérimentale, qui, au milieu de la civilisation, a tant favorisé le progrès des lumières.

Nul philosophe, du reste, n'a contesté les avantages de l'attention ; et de nos jours même un des esprits les plus clairs, les plus éminens dans la science de la métaphysique, nous montre cette faculté comme travaillant en première ligne sur les matériaux de la sensibilité ; comme le phénomène générateur de toutes les merveilles de la pensée [1]. Buffon a rendu un pareil hommage à ce noble attribut de l'intelligence, lors-

[1] M. le professeur Laromiguière.

1.   c

qu'il a énoncé que le génie n'était que l'*aptitude à la patience*, la persévérance d'un grand talent. [1]

L'attention met tout à notre portée dans le monde des sciences; elle est au métaphysicien ce que le télescope est à l'astronome. Ajoutons qu'elle nous rapproche aussi de toutes les vérités morales; que l'art de diriger l'attention suppose nécessairement celui de rectifier les mauvais penchans, et que, sous ce point de vue, cette faculté est aussi favorable au perfectionnement de la vertu, qu'aux succès de l'esprit.

[1] S'il n'est pas tout-à-fait exact de dire que la *patience* soit le génie, avouons du moins qu'aucune faculté n'est plus propre à faire valoir les produits de l'inspiration.

ARTICLE III.

DE LA PERCEPTION.

C'est la perception qui, comme l'a dit Bossuet, imprime un caractère intellectuel aux impressions reçues. Elle suppose une certaine activité de l'esprit ; cette activité est nécessaire, en effet, pour atteindre le principe des choses, pour juger sainement de leurs rapports, pour saisir le lien par lequel se tiennent les objets plus ou moins importans de la connaissance humaine.

La perception est donc cet acte de notre esprit qui fait que nous nous approprions, pour ainsi dire, les objets soumis à nos sens dans la sphère du monde extérieur. On a défini, ce me semble, d'une manière trop vague, cette faculté si importante du système sensible, qui est d'autant plus active, que l'attention a été plus vive et plus soutenue; car c'est la force de l'attention qui détermine presque toujours la force de la perception.

Quand l'esprit est tendu et fixé sur un objet, il en prend connaissance ; il en est diversement affecté : voilà la perception. Ce qu'on a écrit à ce sujet n'est donc point satisfaisant ; pour bien s'entendre, il suffit néanmoins de remonter jusqu'à l'origine du mot qui l'exprime.

Rien n'existe pour nous dans la nature qu'autant que nous le percevons ; il est de l'essence des êtres qui sont hors de nous de devenir dépendans de notre intelligence et de nos idées. La mollesse, la dureté, la douceur, la couleur, la saveur, etc., se-raient nulles sans la faculté qui soumet toutes ces qualités à l'activité du système sensible. Fermez vos yeux; bouchez vos oreilles; les deux fonctions de ces organes de la vie extérieure cessent aussitôt pour vous : votre perception n'a plus lieu; vous n'en conservez que le souvenir.

Le mot *perception* s'applique principalement à la couleur, à la forme, à la figure, à la solidité, à l'étendue, à l'espace; au temps, au repos, au mouvement, à l'action, etc. Non seulement ces idées nous frappent et nous affectent; mais nous avons la conviction qu'elles arrivent et se succèdent, avec un certain ordre, dans notre entendement. Nous les voyons se développer, s'éteindre, renaître pour s'évanouir encore.

Notre âme perçoit la moralité d'une action, comme l'œil perçoit la lumière, comme l'oreille perçoit les sons, etc. L'impression des objets moraux est donc aussi positive que celle des rayons solaires. L'esprit s'applique à tout ; il perçoit des signes, il perçoit des rapports, il perçoit des images, il perçoit des jugemens. De tous les êtres animés, l'homme est celui qui exerce le plus de pouvoir sur ses idées.

Charles Bonnet regarde la perception comme l'effet de la réaction de l'âme sur les objets, quand ces objets ont affecté nos sens. Cette vue de l'esprit est très véritable, quoi qu'en disent les adversaires de cette opinion : car l'âme est certainement active dans le phénomène dont il s'agit ; et l'effet qui dérive de sa réaction est, dans tous les cas, un sentiment de peine ou de plaisir, quelquefois un état d'indifférence.

Lorsque j'assiste à un brillant spectacle, je rapporte à l'organe de la vue les objets qui sont devant moi, et qui modifient diversement le principe intellectuel qui m'anime; quand je suis dans un parterre émaillé de fleurs odorantes, je rapporte instantanément ce que j'éprouve à mon organe olfactif; je le caractérise, et je me distingue alors complétement des objets qui produisent une impression si agréable sur le système sensible. Personne n'ignore d'ailleurs que la sensibilité peut, dans quelques circonstances, transformer la perception la plus calme en un mouvement très passionné.

Le plaisir naît souvent de la multiplicité des impressions que les objets produisent sur nous. Addison remarque que les perceptions agréables qui nous arrivent par plusieurs sens à la fois, se donnent plus de force, et, pour ainsi dire, plus de relief. C'est ainsi que la musique vient rehausser la beauté d'un spectacle qui s'offre à nos regards ; c'est ainsi que les fleurs charment à la fois l'odorat et les yeux ; et que la vue est doublement réjouie par des couleurs vives qui forment des contrastes plus ou moins prononcés.

Il dépend de nous de diriger notre esprit vers un objet ; mais il ne dépend pas de nous de percevoir toutes les sensations que peut faire naître en nous la présence de cet objet. Il suit de là que la faculté percevante s'accroît et se perfectionne en raison directe de la délicatesse ou de la finesse de nos sens ; c'est ainsi que le sauvage dans sa pirogue aperçoit les rivages de la mer à des distances qui nous étonnent.

Il est des esprits qui ne possèdent qu'à un

très faible degré le don de percevoir, qui ne saisissent les objets que par un petit nombre de leurs faces; tandis qu'il en est de très puissans, qui embrassent l'universalité des choses. Il est certains malades dont les perceptions sont erronnées; des fantômes s'interposent entre notre âme et nos sens. L'idiot perçoit des impressions, mais il ne saurait leur donner le caractère de l'intellectualité.

L'homme a néanmoins perfectionné cette belle faculté de son entendement : il a recours à des règles, à des procédés; il a agrandi l'art de percevoir par ses instrumens et ses méthodes. Quand on voit la science de très haut, quand on l'embrasse dans son ensemble, on étonne les esprits vulgaires par une prévision qui est en quelque sorte prophétique. On aperçoit toutes les lacunes qui sont à remplir, et on mesure tous les points de ce monde nouveau, sur lesquels notre esprit sait exercer son activité.

La faculté de la perception est si importante, que la régularité des fonctions intellectuelles en est, pour ainsi dire, dépendante; c'est par elle, en effet, que nous apprenons à apprécier avec plus ou moins de justesse les divers genres de beauté et de perfection qui viennent frapper nos yeux dans la nature extérieure; c'est à sa culture que se rattache incontestablement la théorie du goût, qui règle, modère ou affermit nos décisions dans les jugemens littéraires; de cet instinct si prompt et en même temps si délicat, qu'on voudrait en vain définir, qui puise son infaillibilité dans les qualités du système sensible, et qu'un écrivain de notre temps appelle ingénieusement la *conscience de l'esprit.* [1]

Quelques auteurs n'usent du mot *perception* que pour exprimer la faculté de distinguer du sentiment de notre existence des modifications de l'âme qui ne sont accompagnées ni de peine ni de plaisir; ils prétendent que les modifications affectives sont mieux indiquées sous le nom spécial de *sensations.* Je remarquerai à ce sujet que les philosophes devraient s'accorder pour l'adoption définitive de certains termes qui ont pour objet de désigner les phénomènes de la pensée.

La langue adoptée dans un pays est une propriété commune à tous les savans; il n'appartient à personne de l'altérer, et de

[1] Caractères et Réflexions morales, par M. le vicomte de L.-C.

pervertir des acceptions consenties depuis long-temps par les peuples éclairés ; car alors on assemble des nuages sur la science, et on obscurcit la matière qui a le plus d'attrait pour l'esprit humain.

C'est, sans contredit, une des facultés les plus remarquables de notre âme que celle qui s'empare de tous les matériaux de la pensée, qui établit nos relations avec ce vaste univers, et nous dispose ainsi aux plus nobles jouissances de l'esprit. Jusqu'ici pourtant nous n'avons présenté l'homme vivant que par sa surface ; jetons maintenant un coup d'œil rapide sur les principaux phénomènes intérieurs dont se compose le système sensible. Il est au fond des cœurs des notions positives qui servent de fondement au système de notre raison ; ces notions constituent les vrais philosophes.

SECONDE PARTIE.

DE LA VIE INTÉRIEURE DU SYSTÈME SENSIBLE, ET DES
ATTRIBUTS INTELLECTUELS QUI S'Y RATTACHENT.

DÉSIRER, chercher, fixer, percevoir, tels
sont les attributs intellectuels du système
sensible considéré dans le monde extérieur;
mais des phénomènes plus importans se
passent au-dedans de nous. L'homme se
replie sur lui-même; il descend dans le fond
de son être pour étudier les mouvemens de
son âme tranquille ou agitée ; sa langue
s'arrête; sa vue se ferme : il cesse d'écouter
les sons. Pour mieux s'appartenir, il se
dérobe à toutes les impressions physiques ;
il s'abandonne entièrement aux inspirations
de sa conscience ; il étudie ses penchans ; il
analyse ses perceptions ; il associe des idées ,
des images, en reconnaît tous les rapports ;

il conserve ce qu'il a appris ; il décompose ce qu'il éprouve. Telles sont, en partie du moins, les fonctions intérieures de son entendement.

Les impressions qui affectent intérieurement le système sensible peuvent seules donner à notre âme une activité digne d'elle et de ses hautes destinées. C'est quand l'homme est seul avec sa raison qu'il goûte les véritables charmes de la philosophie contemplative ; c'est sur les ailes de la pensée qu'il s'élève jusqu'aux régions de l'infini, qu'il s'identifie avec tous les lieux, avec tous les temps, avec tous les peuples.

Tout étonne l'observateur dans le spectacle de la vie intérieure, non seulement chez l'homme qui veille, mais chez celui qui accorde quelques courts instans au sommeil.

Alors même que les organes physiques de relation se trouvent dans un état passif, les fonctions de l'âme s'exercent en tout ou en partie; souvent même elles se manifestent avec plus d'activité ; les dormeurs associent aussi des idées, forment des comparaisons et des raisonnemens, parlent, expriment des vœux, déclarent leur volonté, quoiqu'on ait prétendu le contraire. Il y a plus : l'imagination consolatrice vient encore exercer sa douce influence dans cet état extraordinaire du système sensible ; des hommes qui se sont couchés bien malheureux embrassent l'espérance et ses jouissances anticipées ; leur cœur palpite de beaucoup d'autres passions qui traînent après elles les biens et les maux de la vie ; souvent ils sont poursuivis par la crainte, qui joue un rôle si important dans la nature humaine, et dont le réveil vient les affranchir.

Pour peu qu'on approfondisse l'étude de l'homme, on voit qu'il est composé d'aptitudes et d'inclinations tout-à-fait naturelles, tout-à-fait indépendantes de l'expérience et du ministère des sensations. Notre âme n'est pas vide quand nous arrivons à la lumière : tous les germes du bien s'y trouvent ; il ne s'agit que de les imprégner du souffle de la fécondation. L'homme est doué intérieurement d'un sens moral et sublime, en vertu duquel il juge ses actions bonnes ou mauvaises avec autant de sûreté que notre goût juge des saveurs, que notre ouïe juge des sons. La nature a voulu que ce sens fût infaillible, que ses décisions fussent immuables : elle a voulu qu'à l'aide de ce sens un enfant pût condamner les mouvemens défectueux de son âme. Cette disposition innée n'a rien de commun avec notre volonté, pas plus que le mouvement de notre cœur, la circulation de notre sang, etc. : elle se développe spontanément et sans réflexion préalable.

La vie intérieure des animaux présente des phénomènes non moins dignes de l'attention du physiologiste. L'abus qu'on a fait des théories a fait méconnaître jusqu'à ce jour les opérations évidentes de cet instinct, qui est manifestement coercitif. C'est ainsi qu'en naissant, et avant d'avoir essayé son bec et ses pieds palmés, le cygne a déjà les inclinations qui sont propres à son espèce ; le jeune canard s'élance dans l'eau , au grand étonnement de la poule qui l'a couvé, et qui est bien éloignée de se confier à un semblable élément ; à peine sorti de son œuf, le crocodile est déjà féroce; les jeunes lions, dans leur bas âge, ne laissent voir que la beauté de leurs formes ;

tous les mouvemens de leurs organes sont innocens : mais bientôt ils s'en servent pour déchirer. C'est sans fondement, comme j'aurai occasion de le dire encore, qu'on a voulu expliquer ces penchans par la conformation mécanique des corps vivans. Les qualités occultes des anciens sont bien préférables aux raisonnemens hypothétiques de Descartes. sur les fonctions animales ; elles sont l'expression fidèle des faits qui laissent subsister tous les rapports, au lieu que les théories de la physique moderne les dénaturent.

Les plaisirs attachés à l'exercice de la vie intérieure sont à la fois les plus vifs et les plus purs que puisse goûter notre nature intellectuelle et morale. Dans quelque situation que le hasard ou les circonstances nous placent, des joies ineffables nous attendent. C'est donc par la perspective de la félicité, que la nature invite l'homme à la méditation. Le recueillement du rêveur solitaire a un charme secret qui lui fait oublier les joies vulgaires du monde extérieur. On aime à se réfugier dans son âme ; on aime à se trouver face à face avec le principe impérissable qui nous anime : toutes ses révélations sont délectables.

ARTICLE PREMIER.

DE LA RÉFLEXION.

La réflexion est cet attribut intellectuel qui fait que notre âme s'arrête plus ou moins long-temps sur ce qu'elle a perçu par une attention vive et continue. C'est, comme le dit l'un des plus illustres professeurs de notre époque, une opération essentiellement rétrograde [1]. C'est la faculté de se

[1] Fragmens philosophiques, par Victor Cousin.

replier sur les connaissances acquises pour les apprécier ce qu'elles valent, et en faire ensuite la matière du raisonnement, acte secondaire qui nous dirige pour faire un emploi convenable des acquisitions de notre esprit. La nature nous donne la réflexion pour rectifier nos penchans, pour mûrir nos actions, pour éclairer nos déterminations.

Les métaphysiciens ont quelquefois recours à des comparaisons, à des images, pour être mieux entendus et pour jeter plus de clarté sur leurs définitions. Voici, ce me semble, ce qui peut donner une idée juste de l'attribut intellectuel qui nous occupe ; vous soumettez un procès à l'attention de vos juges ; vous invoquez la rectitude de leur esprit ; ils ont à peine écouté les plaidoyers, qu'ils se retirent dans un lieu solitaire, pour balancer les raisons, pour peser en quelque sorte les preuves et les argumens; ils examinent le point contesté sous ses diverses faces : tel est l'utile ministère de la réflexion.

D'après ce que nous venons d'exposer, on voit que la réflexion n'est à peu près que l'attention portée au-dedans de nous. L'homme plonge dans les profondeurs de son âme; il y retient ses impressions, les calcule, les compare et les juge; la réflexion *couve*, pour ainsi parler, les idées, les féconde et les multiplie. Elle se sert à chaque instant de la mémoire; car elle a un besoin continuel de la reproduction des objets que nous savons nous approprier par les opérations diverses de la pensée.

La réflexion est la première des facultés qui appartiennent à la vie intérieure du système sensible; elle soumet à un examen attentif tout ce qui nous arrive par les voies ordinaires de nos sens. L'ordre, dit un sage penseur, est le but nécessaire de la réflexion [1]. Elle rectifie et perfectionne les divers procédés de notre esprit; elle empêche les égaremens de la volonté, et détermine les forces mouvantes de nos organes.

La réflexion est une des plus énergiques puissances de l'âme. Elle n'a besoin ni des organes qui s'adaptent à tel ou tel genre d'impression, ni de la lumière qui nous guide, ni des sons qui nous frappent, ni des saveurs qui nous affectent; elle ne con-

---

[1] *Voyez* l'intéressant ouvrage qui a pour titre : *Libres méditations d'un solitaire inconnu*, par M. de Sénancour.

naît ni lieu ni espace; elle procède, dans l'intérieur de l'entendement, d'après les résultats acquis par l'acte préalable de la perception.

Nous n'exerçons jamais mieux la réflexion que lorsque nous sommes parvenus à la maturité de l'âge, que lorsque nous avons subi un certain degré de culture morale, que lorsque nous avons beaucoup vu et beaucoup examiné. Toutefois, cette faculté se montre dans tous les temps de la vie. Un enfant, dit Buffon, ne réfléchit à rien; s'il veut dire par là qu'il ne réfléchit pas comme un autre, il a raison; mais si sa proposition est absolue, elle est fausse; car les enfans ont leur logique; elle est même très déliée : ils combinent, avec une sagacité qu'on admire, tous les objets relatifs à leurs petits intérêts.

Les animaux se servent toujours, à leur profit, de la faculté de la réflexion ; on peut même dire qu'ils ont tout ce qu'il faut pour l'exercer sous ce point de vue. Ils doivent avoir une idée, du moins confuse, du temps ; sans cela se presseraient-ils, et les verrait-on précipiter leur marche pour arriver plus vite à un but? On aura de la peine à leur refuser celle de l'espace, si on fait attention à tout ce qu'ils exécutent pour abréger leur chemin ; aucun d'entre eux ne se trompe, lorsqu'il veut, par un saut, se transporter d'un endroit à un autre ; il sait mesurer, avec une justesse surprenante, le terrain qu'il doit franchir, et le comparer avec ses forces.

La réflexion est certainement une faculté très distincte de l'imagination ; en effet, on verra plus bas que cette dernière faculté est en quelque sorte le dépôt des images, des tableaux, qui s'y placent sans effort et dans l'âge où l'on est le moins susceptible de raisonner. Les femmes, chez lesquelles l'imagination est si vive et si brillante, sont certainement moins propres que l'homme à chercher les rapports qui peuvent exister dans le système de nos idées, et à tirer des conséquences de leurs comparaisons.

Malgré les avantages de cet attribut intellectuel qui féconde le champ de la pensée, qui nous rend aptes aux combinaisons les plus importantes, qui n'imprime à la volonté que des impulsions bien ordonnées, l'homme se montre comme un être sans cesse attristé par la réflexion. Peu de gens, en effet, savent conduire cette faculté ; et c'est en voulant agrandir la sphère de la raison, qu'on s'afflige de toutes les bornes que la nature lui a assignées. Plus l'homme veut pénétrer dans son âme, plus il trouve de la difficulté à se comprendre ; plus il expie le frêle avantage de comparer les idées qui arrivent dans son entendement. Ce qui fait sa supériorité, fait à chaque instant son supplice. « Homme orgueilleux, dit un de nos profonds moralistes, exerce convenablement les puissances de ton esprit ; n'aspire à découvrir que ce que la nature veut que tu saches, et non ce qu'elle voulut te dérober. »

ARTICLE II.

DE LA RÊVERIE.

Nous venons de parler de la réflexion, et nous l'avons considérée comme un mouvement rétrograde de la pensée, à l'aide duquel notre esprit s'attache, se fixe et se concentre sur un objet pour le considérer sous différens points de vue. Il est aisé de comprendre que tout système de conduite dans la vie humaine dérive des actes plus ou moins prolongés de cette faculté conservatrice; les philosophes la regardent, avec juste raison, comme le grand levier de l'entendement humain.

Mais ce qu'on nomme *rêverie* dans notre commun langage n'est autre chose que la réflexion errante, que la réflexion égarée sur divers objets, qui tour à tour captivent notre âme avec plus ou moins d'attrait. Dans cet état particulier du système sensible, plusieurs idées traversent en quelque sorte notre esprit, et souvent aucune ne s'y arrête.

La rêverie procure généralement plus de jouissances que la réflexion, parce qu'elle n'exige aucun effort de la part de l'âme;

parce qu'elle n'impose ni gêne ni contrainte. La volonté n'est souvent pour rien dans cette disposition intellectuelle; l'esprit flotte, pour ainsi dire, au hasard, au milieu des plus libres pensées, qu'on ne se donne pas la peine de diriger.

La rêverie est un des phénomènes les plus habituels de notre vie contemplative. C'est une sorte de monologue à l'aide duquel l'homme s'interroge et réveille à son gré tous ses souvenirs ; le plus souvent, il se rend compte de ses projets, de ses actions, et procède à un examen rapide des objets qui se rapportent à sa destinée.

Tous les actes de la raison peuvent s'exécuter dans la rêverie : l'homme associe des idées ; il compare ce qu'il aperçoit ; il coordonne et énonce des jugemens ; il affirme, il conclut; il éprouve même une multitude de sentimens parfois tristes, mais le plus souvent agréables : il passe de la crainte à l'espoir, de la douleur au plaisir, des regrets à la jouissance ; mais presque toujours les émotions qu'il éprouve sont mixtes, vagues, ou indéterminées.

La rêverie s'établit surtout chez un individu qui marche, chez celui qui est traîné par un char, ou embarqué dans un vaisseau, etc.; on dirait que l'agitation ranime des idées que le temps avait éteintes. « Vous ne sauriez croire, dit Pline, combien le mouvement donne de la vivacité à l'esprit: *Mirum est ut animus hác agitatione motuque corporis excitetur.* Quand vous vous livrerez à l'exercice de la chasse, ajoute-t-il, portez, si vous voulez, votre pannetière, mais n'oubliez pas vos tablettes. »

Ce sont les objets extérieurs qui mettent presque toujours en jeu cette faculté de l'esprit ; elle est surtout le partage de ceux qui aiment à s'enivrer du spectacle de la nature. La rêverie semble s'alimenter par les plaisirs de la vue, de l'ouïe, de l'odorat. La verdure des campagnes, le concert des oiseaux, l'ombre des forêts, le parfum des fleurs, l'aspect d'un monument, d'une ruine, d'un cimetière ou d'un illustre tombeau ; le souffle des vents, le murmure d'un ruisseau, le roulement d'un torrent, la chute d'une cascade, un ciel parsemé d'étoiles, les approches du jour ou du crépuscule, en général, tout ce qui excite l'intérêt du promeneur solitaire n'est pas moins propre à faire naître d'heureuses pensées.

Les sujets de la rêverie varient à chaque instant, selon le jour où l'on se trouve, le soleil qui nous luit, le lieu que l'on parcourt, le site qui nous charme, le point de vue qui nous amuse. Mais c'est la solitude qui est particulièrement favorable à cette situation paisible de l'âme; l'homme qui se recueille a besoin de se soustraire au vain fracas d'une vie agitée; il doit s'affranchir des intérêts matériels de la terre; il doit oublier le corps pour être tout entier aux plaisirs de l'esprit.

Les mélancoliques ont une tendance spéciale vers la rêverie; il en est qui se complaisent de préférence dans ces distractions idéales de l'âme, dans ces contemplations solitaires qui ouvrent le plus vaste champ à nos conjectures, souvent même à nos espérances.

Dans ce retour contemplatif, l'homme s'appartient, et jouit pleinement de lui-même.

Il se laisse plus ou moins pénétrer par tous les divers sentimens qui l'animent. La rêverie est surtout favorable au développement des émotions religieuses : on sait qu'elle place souvent les prêtres de l'Inde dans une sorte d'immobilité extatique.

Les plaisirs que nous procure l'exercice de cette faculté, tiennent quelquefois à la paresse naturelle de l'homme. En général, nous chérissons ce repos des organes et cette sorte de nonchalance de l'esprit, durant laquelle la rêverie berce notre âme avec délices, et n'y laisse que des impressions légères ou fugitives. La rêverie est la volupté des âmes aimantes ; dans le vague heureux où elle nous balance, dans ce calme ravissant qu'elle nous procure, nous maudissons tout être incommode qui vient nous arracher à ses douceurs.

ARTICLE III.

DE LA MÉMOIRE.

Une des plus merveilleuses facultés du système sensible est, sans contredit, celle que nous avons de reproduire fortuitement, ou à notre gré, les idées qui se sont antérieurement présentées à l'activité de notre esprit; cette faculté les réveille soit isolément, soit dans leur ensemble, et presque toujours dans le même ordre qu'elles ont été perçues.

Dieu a voulu que la plus usuelle de nos facultés fût soumise à plusieurs influences, et qu'elle dépendît non seulement du besoin, mais d'une foule de circonstances qui la mettent en exercice; on connaît, en pareil cas, le pouvoir des analogies. Il est curieux de voir, dans les jeux de la mémoire, comment des séries d'impressions s'attachent naturellement les unes aux autres; quand nous avons une idée, celle qui lui succède est celle qui lui tient par le plus de rapports, en sorte qu'elles s'introduisent, ou, pour parler avec plus de précision, qu'elles s'appellent tour à tour dans l'entendement humain.

La mémoire est un moyen de perfectionnement; sans elle on ne saurait rien imiter. Son emploi est de conserver ce que nous avons perçu par le phénomène de l'attention, ce que nous avons approfondi par le phénomène de la réflexion. La plus durable est celle des faits que nous nous sommes, pour ainsi dire, appropriés par les organes de la vie extérieure ; l'expérience prouve que nous nous servons plus difficilement de la mémoire, lorsqu'il s'agit de rappeler des idées abstraites, des combinaisons, des calculs, etc.

On a voulu attribuer un caractère passif à la mémoire; on .l'a décrite comme un magasin, comme un arsenal, comme un dépôt, etc. Un auteur moderne, qui parmi nous a donné un noble essor à la science de l'homme, a très bien établi la doctrine de cette faculté [1]. La mémoire appartient à l'âme; c'est un mouvement de ce principe animateur de notre être, plus ou moins énergiquement reproduit; c'est le rappel d'une perception, ou plutôt d'une impression *intellectualisée*, s'il est permis de s'exprimer ainsi.

La mémoire est une faculté représentative; c'est le miroir vivant de l'intelligence,

[1] **M.** le professeur Bérard.

où souvent, au gré de nos désirs, tout le passé se répète : pour la reproduction de certaines idées, elle a souvent besoin du travail prolongé de la réflexion. Tantôt nette, tantôt confuse, elle ne sert pas de même tous les hommes. C'est le trésor où puise le génie ; mais, comme l'a dit très judicieusement un des premiers flambeaux de notre éloquence parlementaire, *la mémoire, pour les esprits bornés, est un fonds qui ne rapporte pas.* [1]

On a, du reste, inventé bien des systèmes pour expliquer l'action mystérieuse de cette grande faculté de l'âme ; les sectateurs de Locke, qui ne tiennent compte que des phénomènes de la pensée sans s'inquiéter de ses causes premières, et qui sont

[1] Pensées et réflexions morales, etc., *attribuées à M. le comte de L. T.*

à la métaphysique ce que les empiriques sont à la médecine, n'ont pas craint d'avancer que la mémoire n'était qu'une sensation transformée. Certes, il faut avoir la manie de l'unité dans l'étude de la nature humaine, pour coordonner ainsi tous les faits d'une science à un seul principe ; il n'est pas, du reste, de rêverie philosophique avec laquelle l'esprit humain ne se familiarise : il suffit d'un peu d'éloquence pour la faire adopter.

La mémoire se rattache à tous les prodiges du système sensible. C'est une faculté tellement active, qu'il n'est rien qu'on ne mette en œuvre pour la perfectionner ; que les monumens, que les plus belles inventions des arts n'ont d'autre but que de perpétuer des souvenirs. On a inventé l'histoire, dont on se sert pour faire abhorrer le crime, ou pour réveiller dans notre entendement les images des plus nobles vertus. Ce que les hommes appellent la *renommée*, n'est que la mémoire planant sur tous les siècles.

Ainsi donc la mémoire n'est pas seulement destinée à la conservation des idées, elle garde aussi nos plus chers sentimens, et prend les formes les plus passionnées. Qui n'a pas connu les impressions vives que réveille en nous le simple aspect de certains objets qui ont appartenu à des personnes pour lesquelles nous étions pénétrés d'une tendre affection ? On dirait que des portions de leur âme sont adhérentes aux gages précieux qu'elles nous ont laissés ; cette vue adoucit nos regrets, et, par la plus touchante des illusions, nous croyons encore les voir, nous croyons encore les entendre.

On a dit que la mémoire était une faculté
à la fois morale et physique; il est certain
qu'elle est sans cesse en rapport avec les
objets du monde extérieur; qu'elle est soutenue par leur présence; qu'elle est avertie
par tous les sens. Elle nous retrace souvent
l'effet de ces échos qui donnent plus d'énergie à nos impressions, en répétant les paroles
qui les expriment; elle répond à certains
signes comme la voix répond à l'ouïe; on
connaît l'effet des emblèmes pour la mémoire sentimentale : le symbole sert aussi
à la mémoire; c'est un langage indirect à
l'aide duquel on veut représenter à l'esprit
une idée intellectuelle ou affective.

La faculté mémorative n'est pas toujours
subordonnée à la volonté; elle est sujette
à des inégalités, à des caprices ; souvent
elle se trouble, quand on l'interroge d'une

manière brusque et inattendue ; elle résiste parfois à nos désirs ; mais, en général, les besoins la commandent, les occasions la déterminent, les analogies la réveillent.

Il serait trop long d'exposer ici les divers procédés par lesquels elle est le mieux asservie. Je demandais un jour à mon ami le docteur Roussel pourquoi on apprend mieux les vers que la prose : « Ce goût pour le rhythme et pour tout ce qui est mesuré, me répondit-il, plaît à l'âme, parce qu'il la soulage. » A quoi il ajoutait que plusieurs choses liées en séries déterminées se réduisaient, pour ainsi dire, en une seule, et qu'ainsi elles exigeaient moins d'efforts pour la mémoire. Il est certain que tout ce qui imprime de l'unité à une suite de pensées est plus facile à retenir. La rime dans nos compositions poétiques est merveilleusement inventée pour obtenir un pareil résultat ; ce sont deux sons qui se rappellent ; et la mémoire triomphe encore ici par le pouvoir de l'analogie.

La mémoire est infiniment précieuse pour notre entendement, et la perte de cette faculté est presque toujours un signe précurseur de notre décadence prochaine. Il n'appartenait qu'à l'homme d'en faire une source intarissable de jouissances et de plaisirs. Il est vrai que par la plus funeste des compensations elle est aussi la cause des plus grands maux ; les anciens pensaient qu'il fallait l'ôter aux malheureux ; c'est pour cela sans doute que, dans leur monde poétique, l'imagination consolante des Grecs avait créé un fleuve dont les eaux faisaient oublier toutes les inquiétudes de la vie.

Terminons ici nos considérations : j'aurais

pu grossir ce chapitre, en exposant toutes les théories de nos physiologistes sur le prétendu mécanisme de la mémoire ; il en est qui, pour expliquer ses effets, allèguent les *traces physiques* des objets qu'on prétend se conserver dans la substance pulpeuse du cerveau. Mais que peut nous apprendre le scalpel des anatomistes ! qu'a de commun avec nos doctrines la dissection d'un organe uniquement destiné à faire valoir les feux de l'âme ! C'est comme si, pour connaître à fond la théorie de la lumière, on se contentait de l'examen matériel du verre qui condense ou fait resplendir ses rayons.

ARTICLE IV.

DE L'IMAGINATION.

L'IMAGINATION est une faculté spirituelle qu'il n'est pas toujours très facile de distinguer de la mémoire. Elle consiste dans le pouvoir que nous avons de disposer dans notre organe intellectuel les objets tels qu'ils pourraient exister et se présenter à nous dans la nature extérieure. La mémoire rappelle les mots, les signes; réveille les idées, les jugemens, etc. : mais l'imagination crée des images, des situations. Il y a vraiment quelque chose d'inventif dans cet attribut intellectuel, qui nous donne une supériorité bien remarquable sur tous les animaux.

C'est la plus agile des facultés de l'entendement ; on la représente avec des ailes. L'imagination joue un grand rôle dans nos passions comme dans nos maladies ; car elle influe particulièrement sur nos craintes et sur nos espérances, en augmentant la probabilité des biens et des maux de la vie.

L'imagination est une mémoire exaltée,

embellie par le sentiment ; elle ne montre jamais que le côté merveilleux de la nature animée ; par son secours nous rassemblons les objets qui avaient disparu de notre entendement, et nous leur donnons selon notre volonté les plus agréables formes. La plupart de ces objets ont d'abord été admis dans le cerveau par l'intermède de la vue, qui est le plus délié et le plus étendu de nos sens ; mais ensuite nous leur imprimons une multitude de changemens et de modifications. L'imagination fait ici l'office de la peinture : elle colore tout à son gré ; elle agrandit tous les points de vue ; elle substitue au monde réel un monde enchanté.

Les hommes mettent un grand prix aux produits de l'imagination, parce qu'elle excite des surprises ; elle a la magie de ces *panoramas* dont la propriété miraculeuse est de reproduire à nos regards les lieux, les sites, les pays, et jusqu'aux arbres qui les décorent. C'est un tableau tracé dans notre âme ; et ce tableau nous fait voir ce que la nature pourrait créer de plus attrayant et de plus enchanteur. Nous avons ensuite recours à notre jugement pour apprécier l'harmonie et la convenance des images ou des représentations que cette faculté produit et dispose.

On voit que l'imagination met, pour ainsi dire, en scène les faits déposés dans notre mémoire ; qu'elle replace sous les yeux de l'esprit tout ce qui nous a plus ou moins vivement intéressé dans le monde extérieur. Elle fonde des villes, construit des palais, et peuple les déserts ; elle berce notre existence par des possessions chimériques ; elle nous fait jouir d'avance de ce que nous espérons : elle nous rend au centuple ce que nous avons perdu ; elle arrache des victimes à la mort ; elle donne à la vie le bruit et la vitesse du torrent ; mais elle est souvent cause des mouvemens désordonnés de l'âme, qui sont aussi funestes que ceux du corps.

Cette faculté décevante, qui marche si vite quand elle n'est assujettie à aucune règle, va toujours au-delà de notre horizon intellectuel ; de là vient que les idées de l'étendue et de la grandeur nous causent une sorte de satisfaction et de ravissement ; quand nous nous trouvons dans un jardin, quand nous entrons dans un édifice, nous sommes flattés qu'il nous procure ce qu'on appelle communément une *belle vue* ; tout ce qui varie un paysage nous charme pareillement, parce qu'il est dans notre nature de ne pas supporter long-temps une sensation trop uniforme.

Les plaisirs de l'imagination sont les plaisirs les plus naturels, parce que nous n'avons besoin d'aucun effort pour en jouir ; mais souvent ce qui occupe pour elle une si grande place n'existe réellement pas. C'est ainsi que cette immense voûte d'azur, qui domine sur nos têtes ne nous offre que des apparences purement fictives et sans réalité ; c'est ainsi que les jeux de la lumière et des couleurs ne sont véritablement que des idées de l'esprit, et ne sont point inhérens aux corps qui nous frappent. L'imagination des femmes surtout les rend beaucoup plus susceptibles des illusions que les hommes ; c'est pourquoi leur sexe est plus adonné à la créance des songes, à la crédulité des superstitions. « Il leur est souvent advis, dit un ancien, qu'elles voient ce qu'elles ne voient pas ; qu'elles sentent ce qu'elles ne sentent pas. »

Malgré tout le mal qu'on a dit de l'imagination, ses jouissances seront toujours nécessaires au monde civilisé ; nous avons besoin de ses prestiges : elle nous charme par des séductions innombrables. Source du bonheur et de l'infortune, elle nous abuse et nous réjouit ; elle nous égare pour nous enchanter ; elle berce le pauvre dans l'espérance, et crée un monde intérieur pour refuge à l'homme trahi par la fortune. Je ne sais quel auteur a dit qu'Euclide était le premier des souverains, et que l'évidence peut gouverner infailliblement les hommes : celui qui a soutenu cette étrange maxime n'avait point éprouvé des passions profondes. Pour l'homme indifférent et dé-

pourvu d'imagination, la ligne droite est,
sans doute, la plus courte; mais il n'est
pas sûr qu'elle soit telle pour l'individu qui
a intérêt de la trouver plus longue.

ARTICLE V.

DE LA CONSCIENCE.

Un philosophe de notre temps, qui ho-
nore sa vie par l'excellence de ses doctrines,
fait très bien remarquer que le terme dont
nous nous servons pour exprimer cet attribut intellectuel de notre système sensible
se trouve dans toutes les langues [1]. C'est,
en effet, la science qui naît, pour ainsi
dire, avec nous, que nous ne devons à aucune étude, dont la nature nous gratifie.
Les hommes sont tellement convaincus de
l'existence de ce sens intérieur et moral,

[1] Rapport de la nature à l'homme et de l'homme à la
nature, par M. le baron Massias.

I. f

qu'ils ont institué des tribunaux où l'on ne juge que d'après les inspirations de la conscience, mises au-dessus de tous les témoignages authentiques.

Le nom qu'on donne à la conscience exprime d'ailleurs très bien qu'elle est innée. Une preuve qu'elle est inhérente au cœur humain, c'est qu'elle est la même chez tous les peuples civilisés, sans qu'ils se soient jamais vus ni consultés ; c'est que, de toute antiquité, la connaissance positive du bien et du mal se perpétue.

Parcourez toutes les contrées du globe, partout vous retrouverez ce gouvernail de l'âme, ce guide de nos actions. Cette faculté, qui n'est jamais inactive, juge de la même manière chez tous les hommes : il y a plus ; nous avons la faculté sublime de discerner en nous ce qui appartient à la conscience et ce qui appartient au monde extérieur. On n'a besoin d'aucun effort de combinaison ni d'aucun raisonnement pour faire cette distinction ; notre esprit la fait dès les premiers temps de la vie.

Le philosophe Reid est admirable, quand il parle des vérités fondamentales, que nous n'avons besoin d'apprendre ni par l'expérience ni par l'éducation ; ces vérités jaillissent, en quelque sorte, de la conscience, à moins qu'elle ne soit pervertie ou fascinée par les préjugés ; mais, pour les saisir comme il convient, il faut les étudier avec un cœur simple et exempt de toutes les préventions humaines. L'homme le plus vulgaire est averti qu'il porte en lui ces vérités, et leur existence ne cesse d'être journellement démontrée par les avantages infinis qui résultent de leur admission.

Notre âme est donc à la fois imprégnée du juste et de l'injuste. La conscience est ce qui constitue spécialement l'homme intérieur ; c'est en elle que s'effectue la conviction : nous jugeons par elle de la beauté, de la laideur, de toutes les perfections et de tous les vices de l'espèce humaine. La conscience est, à proprement parler, le sens du cœur ; elle est le foyer des vérités morales ; elle épure toutes les lumières de notre esprit ; c'est le plus digne ressort des volontés passagères des mortels.

L'homme ne saurait contester les vérités augustes que lui révèle la conscience ; c'est comme s'il voulait se nier lui-même. Il est des écrivains qui ne tiennent aucun compte de cette grande puissance de notre système sensible ; et cependant il n'est pas d'effort qu'ils ne tentent depuis des siècles pour nous dévoiler les formes innombrables de l'entendement humain.

Dieu, en accordant à l'homme la faculté de penser et d'agir, a voulu qu'il pût exercer tout empire sur ses déterminations. N'est-ce pas un des faits les plus surprenans et en même temps les plus dignes de notre admiration, que cette voix intérieure qui nous accuse ou nous justifie, qui nous punit par le blâme ou nous récompense par une approbation manifeste, qui nous ramène au bien par ce repentir religieux, la plus consolante des impressions humaines, puisqu'elle nous montre la route de nos devoirs, puisqu'elle se rattache à une grande espérance. [1]

Le supplice du remords est un des phénomènes les plus extraordinaires de la conscience ; les médecins remarquent qu'il peut conduire à la folie ou au suicide ; les poètes ont personnifié cet attribut du système sensible : ils ont représenté par des furies symboliques ces mouvemens involontaires qui s'excitent dans l'âme et la remplissent de terreurs alarmantes.

A la vérité, la conscience humaine a be-

[1] Ceux qui se livrent à l'étude des sentimens moraux liront avec un grand intérêt le beau poëme que M. le comte de Sabran a composé sur *le Repentir*. L'auteur retrace en style harmonieux et sous toutes les formes, cet heureux phénomène de la conscience, ce regret humiliant mais salutaire qui, comme on l'a dit souvent, *place quelquefois le coupable à une plus grande distance du crime que celui qui ne l'a jamais commis.*

soin de culture ; car tous nos penchans instinctifs réclament un développement ultérieur. On apprend à voir par la conscience, comme on apprend à voir par le sens de la vue ; mais, quand nous suivons fidèlement les leçons de notre inspiration morale , nous ne tardons pas à nous convaincre que la justice est innée dans le cœur des hommes , et que cette faculté souveraine qui constitue en nous la *conscience* est comme une émanation de l'intelligence infinie d'un Dieu créateur.

Certains philosophes sont tombés dans une grande erreur lorsqu'ils ont prétendu que l'idée de l'existence de Dieu n'avait point été suggérée par les révélations de la conscience ; il suffit d'avoir développé complétement les facultés de notre âme, pour que cette idée y arrive sur-le-champ. On avait jadis conduit en France un sauvage tout-à-fait inculte : on chercha à débrouiller les obscurités de son intelligence ; on lui fit apprendre la langue. Dès qu'il sut s'exprimer, il demanda le nom de celui qui avait créé le soleil, les étoiles, en un mot, le firmament ; il accablait de questions ceux qui avaient présidé à son instruction morale.

Il est par conséquent impossible d'étendre le cercle de nos idées, sans recevoir l'inspiration d'une intelligence supérieure à la nôtre. La nature est pour nous marâtre toutes les fois qu'elle nous refuse cette révélation salutaire ; de là vient que la terre est couverte d'hommes qui s'inclinent devant la divinité pour lui rendre hommage ; les peuples les plus barbares cherchent Dieu dont ils ont le pressentiment. Il suffit que l'homme ait aperçu la cause d'un seul effet, pour que toutes les causes deviennent l'objet de ses

recherches. L'homme d'ailleurs a naturellement besoin d'espérer et de boire au fleuve
d'une vie immortelle ; il se sent la créature la
plus favorisée, et aspire à des jouissances auxquelles il ne voudrait mettre aucune borne.

Les idées de l'infini auront toujours pour
l'homme un charme inexprimable ; ceux
qui ont le bonheur d'y croire seront toujours
consolés par la perspective d'une justice
infaillible, lorsqu'ils auront à se plaindre de
la perversité des hommes ou qu'ils seront en
proie aux angoisses du désespoir. L'homme
n'est ici-bas qu'un être errant et qui cherche
une autre patrie ; dans quelque lieu qu'il se
trouve il est à chaque instant saisi par toute
l'activité de l'influence céleste : il respire en
quelque sorte cette divinité dont il voudrait
en vain contester la présence ; il vit en elle ; il
ne se console que par elle.

Il n'y a que l'homme malade ou corrompu qui puisse méconnaître cette émotion inexplicable mais positive, cet instinct pur et céleste, cette science innée qui nous distingue si bien des animaux, cette raison par excellence qui luit sur toutes les actions des hommes, qui rassure l'innocent, qui agite le coupable. C'est le juge sévère qu'on ne peut tromper ; c'est la loi inflexible à laquelle on ne peut se soustraire. Dieu et les hommes pardonnent ; la conscience ne pardonne pas.

ARTICLE VI.

DE LA VOLONTÉ.

LES êtres inorganiques agissent les uns sur les autres par les qualités ou attributs généraux de la matière ; telles sont l'étendue, l'impénétrabilité, la pesanteur, l'impulsion, etc. Les êtres vivans, en tant que matériels, exercent une action analogue qui résulte des mêmes propriétés physiques, et dont on peut se rendre compte par le secours des lois de la mécanique, comme l'a fait le savant Borelli dans son admirable traité sur les mouvemens des animaux [1].

Un oiseau ne fend l'air, un poisson ne sillonne l'onde que par des moyens mécaniques, qui ont servi de modèles à l'art; le loup qui s'élance sur un agneau et le déchire n'exerce qu'une action physique; l'homme et tous les animaux terrestres ne se transportent d'un lieu à un autre, ou ne développent leur puissance sur les êtres qui les environnent, qu'avec des organes ou des moyens de même nature; leurs membres sont des leviers, et les muscles qui y sont attachés sont des cordages. La seule différence qu'il y ait à cet égard entre des êtres

[1] *De Motu animalium.*

animés et des êtres purement matériels, c'est que les premiers sont eux-mêmes le principe de leur action, et que les autres le reçoivent du dehors.

Il y a une portion de l'homme dont l'empire est confié à lui-même ; l'homme ne peut changer le jeu et le mécanisme de ses fonctions matérielles ; il ne peut suspendre et précipiter, à son gré, les battemens de son cœur ; mais il peut modifier et changer, comme il le veut, ses déterminations : c'est ce qui constitue sa moralité. Dieu nous a donc donné une volonté indépendante de lui : de là découle le mérite ou le démérite des actions humaines.

La volonté est le phénomène par lequel l'âme se détermine à agir ; elle met en jeu la force motrice ; elle suit, avec plus ou moins de célérité, les ordres de l'entendement; elle hâte ou diffère ses manifestations d'après les conseils de la prudence et de la réflexion. Un souverain veut faire la conquête d'un pays; il se recueille, il médite, il combine, il compare, il raisonne, il se décide, et des milliers de soldats se lèvent : ils partent à la voix de leur capitaine. C'est ainsi qu'aux grands hommes, la volonté tient lieu de destin.

La volonté, comme l'a dit Bossuet, n'est point attachée à nos organes; elle préside à leur action [1]. L'homme est une créature intelligente mue par des rouages vivans, et qui s'obéit à elle-même. Les membres qui la transportent ressemblent à ces trépieds d'or que fabriquait le dieu Vulcain, et qui, à la voix de leur maître, se rendaient aux assemblées des dieux.

[1] Traité de la Connoissance de Dieu et de soi-même.

La volonté n'est que le mouvement imprimé à l'existence, qui, à son tour, ne doit être mise en action que par les lois qui constituent son essence. Qui croirait que c'est peut-être la moins énergique de nos facultés? c'est une puissance le plus souvent captive et subordonnée, et il n'y a guère de volonté forte que celle qui est produite par les passions qui nous agitent. Jetez l'ambition dans le cœur de l'homme, vous aurez une volonté qui subjuguera l'univers; quand les passions se taisent, les hommes rentrent sous l'empire de la raison, qui ne produit qu'une volonté faible, souvent à la merci des moindres obstacles.

La raison n'est donc pas toujours un principe d'action pour la volonté; il importe qu'elle se convertisse en passion pour devenir active; abstraction faite de ce mobile, elle ne saurait poursuivre ses projets; sans l'amour de la gloire, où seraient les grands hommes? Ainsi donc l'âme est plus puissante si elle est sensible, que si elle est uniquement libre et raisonnable.

La volonté reçoit une multitude de modifications qui lui sont communiquées par les autres facultés du système sensible. L'état convulsif de certaines passions augmente les forces, et c'est par là qu'elles remplissent mieux leur but. L'homme qui est excité par la colère fait souvent des choses dont il s'abstiendrait dans un moment de calme; les crimes de violence, que l'on commet sur ses semblables, doivent être rapportés à ce phénomène.

C'est aux irrégularités de la puissance nerveuse qui s'exerce par alternation qu'il faut attribuer la faiblesse de la volonté chez les hypocondriaques ; chez eux le système sensible manque de cette stabilité d'énergie qu'il faut apporter dans tous les actes importans de la vie. En général, les maladies qui nous surviennent paralysent la volonté, parce qu'elles jettent l'âme dans le vague et dans une sorte de fluctuation qui fait qu'on éprouve une multitude de sensations opposées. On est dans une pénible incertitude quand plusieurs désirs se présentent en foule et simultanément dans notre entendement ; mais si l'un de ces désirs prédomine, il constitue aussitôt une volonté ; c'est donc la variété des idées qui rend cette faculté versatile, et qui le plus souvent la fait défaillir.

Dans le spleen mélancolique et la tendance au suicide, l'homme a une volonté malade, puisqu'elle est contraire à l'instinct de conservation. Une volonté saine tend toujours à l'harmonie des actions vitales; et les mouvemens convulsifs ne nous paraissent si désordonnés que parce qu'ils sont indépendans de la volonté.

Les mœurs et les vertus dérivent des impulsions natives de la volonté de l'homme. Quand cette faculté n'est point atteinte par la corruption ou par la maladie, elle penche toujours vers le bien; mais l'homme se donne quelquefois des directions contraires à son propre bonheur; le but suprême de nos institutions sociales est de faire en quelque sorte l'éducation de la volonté, et d'ennoblir toutes ses tendances; les législateurs ont recours à la crainte pour corriger ses écarts et ses déviations. La nature d'ailleurs a placé dans notre cœur des sentimens qui se tempèrent : nulle volonté n'agit en nous sans la réflexion nécessaire qui la précède.

Parmi les attributs intellectuels du système sensible, il en est peu qui distinguent autant l'homme des animaux. Car les animaux n'ont que des volontés éphémères ou fugitives; l'homme, au contraire, fait valoir la sienne long-temps après sa mort: il trouve des successeurs qui le continuent, en quelque sorte, dans la vie, qui font prévaloir ses projets, ses entreprises, etc. Les fondations, les testamens, etc., ne sont que des volontés posthumes. L'imagination est confondue quand on songe à ces générations innombrables qui travaillaient jadis à creuser le même lac, à élever la même pyramide.

La volonté fait vivre: il en est de cette faculté comme de la mémoire; son affaiblissement est un symptôme de caducité. Avec elle disparaît ce que les hommes appellent le *caractère*, attribut non moins essentiel qui constitue la physionomie de l'âme, et qui n'est autre chose que la volonté mise en action et appliquée d'une manière stable à tous les actes moraux de la vie.

C'est donc par la volonté que les hommes se montrent et se dessinent dans l'ordre social; c'est par la volonté qu'on les voit triompher de tous les obstacles, et diriger, en quelque sorte, les événemens des lieux et des siècles. Mais peu d'entre eux ont à leur disposition cet immense levier de la grandeur humaine; peu savent vouloir avec force et persévérance; Dieu seul a une volonté permanente, parce qu'il n'est pas susceptible de vieillir.

ARTICLE VII.

DE L'HABITUDE.

L'HABITUDE est une de ces dispositions naturelles qui tiennent à l'essence des êtres vivans : elle enveloppe tout le système sensible ; c'est un sujet vaste et sur lequel on a beaucoup d'aperçus ; mais les idées dont ce puissant phénomène est l'objet, n'ont point encore cette liaison qui doit les mettre chacune à sa place ; de là résulte une certaine obscurité qui arrête l'esprit, et ne lui permet que des tâtonnemens incertains.

La plupart des actions des hommes ont plus ou moins de tendance à devenir habituelles. Beaucoup d'individus paraissent être des machines montées pour exécuter des mouvemens qui reviennent sans cesse. Il suffit, par exemple, d'avoir goûté le plaisir du jeu, pour devenir quelquefois un joueur incorrigible ; celui qui s'est livré à l'agitation des affaires, éprouve, lorsqu'il est arrivé au repos, une certaine difficulté d'exister. Les besoins qu'on satisfait aujourd'hui se représentent le lendemain, et viennent, pour ainsi dire, frapper à la porte ; il n'y a que les corps bruts et inorganiques, qui ne se meuvent point par l'influence de l'habitude ; et si les plantes laissent apercevoir quelques traces de cette faculté surprenante, c'est qu'elles ont quelques nuances plus ou moins prononcées de sensibilité.

La force de l'habitude paraît tenir à un artifice que le principe de la vie emploie dans ses opérations ; cet artifice consiste à les enchaîner de manière que l'une amène nécessairement l'autre. Par ce moyen, la

nature abrége son travail ; toutes les fonctions d'une période de temps, d'une journée, par exemple, ne sont, en quelque sorte,
qu'une seule fonction; l'impulsion donnée à
la première sert à toutes les autres. En un
mot, la vie n'est qu'une formule de mouvemens identiques, qu'un seul acte qui se
répète.

Ainsi l'habitude nous a donné la première leçon, le premier modèle des méthodes; ce qu'elle fait par rapport aux mouvemens physiques du corps, elle le pratique
à l'égard des idées; elle cimente leur association. Les métaphysiciens ont signalé
depuis long-temps les habitudes de l'imagination et les habitudes de la mémoire.

C'est donc par le ministère de l'habitude
que nos idées s'arrangent, se disposent et

se succèdent avec une harmonie merveilleuse ; il suffit d'en rappeler une pour que toutes celles qui y tiennent se représentent en même temps. Les objets isolés que l'esprit est contraint de rassembler, fatiguent son attention ; il en forme un faisceau, et, par ce moyen, il se délivre d'un embarras.

Si, dans le cercle des actes physiques de la vie, nous pouvons faire entrer de nouveaux mouvemens pour qu'ils y prennent le caractère d'une habitude, il n'est pas moins en notre disposition d'introduire, dans le système de nos idées, celles qui nous plaisent davantage, et de leur donner la liaison la plus conforme à nos vues et à celles de la société dont nous faisons partie ; c'est là le grand objet de l'éducation. Que seraient les règles d'un art, les principes d'une science, sans l'assistance de l'habitude !

Le propre de l'habitude est de donner plus d'aisance aux divers actes de la vie, et d'anéantir l'espèce de résistance que les organes opposent à la volonté ; nos mouvemens de locomotion, nos attitudes, nos gestes, l'accent et le son de notre voix, en sont la suite ou le résultat. On peut même dire que cette admirable faculté imprime à chaque être vivant son caractère et sa physionomie : elle prend l'homme à son berceau, pour lui ouvrir toutes les routes de ses perceptions. L'enfant, jeté dans un océan de lumières, a besoin d'apprendre à démêler les impressions vives qui l'affectent. Les opérations de notre entendement s'appuient aussi sur l'habitude, ce qui rend leurs effets plus persévérans ; car c'est par elle que nos pensées s'attachent aux signes qui les rappellent.

Il suit de là qu'il est manifestement utile

à la conservation de notre être de ne pas brusquer certaines habitudes ; quand elles sont aisées à satisfaire, elles rendent la vie plus douce et plus facile ; leur principal avantage est d'amoindrir tous les frottemens, de diminuer toutes les résistances ; elles font que les besoins s'appellent et s'enchaînent sans secousse. Ainsi la nature s'épargne des essais fatigans et inquiets, qui accompagnent toute action insolite ; elle n'a point à essuyer le choc et la rudesse des objets nouveaux ; elle peut presque se dispenser de prêter son attention aux mouvemens qu'elle exécute ; elle n'a qu'à se laisser aller mollement à leur cours paisible. *Il me semble,* disait un disciple d'Épicure, *que, sur le duvet de mes habitudes, je n'ai presque pas besoin de me donner la peine de vivre.*

CONCLUSION.

Après cet examen préliminaire des attributs les plus élevés de la raison, après cette courte exposition des principaux phénomènes intellectuels de notre système sensible, offrons à nos lecteurs le tableau de notre nature passionnée ; quittons le champ des abstractions, pour procéder à la recherche des faits qui se rapportent le plus directement à notre bonheur.

Rappelons à notre esprit, à notre imagination charmée, le jeu secret, les lois instinctives qui animent l'être le plus favorisé des cieux. Tâchons surtout de faire, de cette étude, la science de nos devoirs, la doctrine de nos mœurs. Cette étude ne consiste point à éteindre nos passions, mais à les modérer, à leur imprimer un noble et généreux essor ; tant de faux philosophes cherchent à rabaisser la nature humaine, essayons de leur apprendre ce qu'elle vaut.

Montrer les sentimens moraux sous toutes les formes, en calculer les effets, apprécier leur intensité, les disposer dans un cadre méthodique et régulier n'est pas l'affaire d'un jour : c'est néanmoins ainsi qu'il convient de procéder, quand on envisage la science sous tous ses points de vue. Considéré dans son ensemble, le monde animé n'est qu'une échelle progressive de créatures vivantes, dont la plus raisonnable cherche à approfondir les secrets renfermés dans ce vaste univers ; mais il y a un ordre digne d'admiration dans les phénomènes sur lesquels l'esprit de l'homme peut exercer son activité.

La nature nous crée et nous conserve ;

elle nous perfectionne dans nos facultés ; elle nous fait sympathiser avec nos semblables ; elle nous perpétue dans notre espèce ; voilà la série des lois qu'il faut approfondir et développer ; voilà les bienfaits qu'il faut signaler et décrire. Toutes les règles de la moralité se rapportent manifestement à ces quatre principes d'action, à ces quatre penchans primitifs qui nous dirigent vers notre destination ultérieure.

On s'évertue depuis long-temps à créer des systèmes ; mais de quoi servent ces artifices humains pour nous rendre un compte exact de tant de merveilles ? hélas ! c'est plutôt dans son cœur que l'homme doit chercher ses doctrines ; comment se conduire autrement au milieu de tant de mystères impénétrables !

J'ose donc présenter cette faible esquisse

de la science de l'homme, dégagée de tous les vains raisonnemens et de toutes les subtilités scolastiques : je m'efforce de la tracer avec la simplicité qui lui appartient. Nous exécutons tant de choses pour notre corps, selon la remarque d'Épictète; nous mettons en œuvre tant de remèdes pour rendre l'harmonie à la santé, et nous négligeons ces beautés intérieures de l'âme qui donnent tant d'éclat à notre supériorité intellectuelle.

Nous procédons à des inventions pour abréger les distances, pour mieux parcourir la terre, pour mieux traverser les mers; nous sommes sans cesse occupés à rehausser nos monumens, à changer la face de nos villes; nous marquons le nombre de nos jours par des découvertes, pour rassasier nos besoins physiques, souvent pour satisfaire une vaine curiosité ; et nous ne faisons rien soit pour ajouter au nombre de nos vertus, soit pour nous affermir dans ces principes invariables qui sont le guide de la conduite publique et privée.

Les vérités morales de la philosophie sont, toutefois, les plus importantes dont les hommes puissent orner notre esprit ; ils doivent s'en nourrir à l'entrée de leur vie ; car, comme l'a dit un de nos écrivains les plus éloquens : « C'est quand on est jeune, qu'il faut pratiquer la sagesse, pour la pratiquer quand on est vieux. »

PHYSIOLOGIE

DES PASSIONS.

CONSIDÉRATIONS GÉNÉRALES

SUR LES SENTIMENS MORAUX.

ÉTUDIER les sentimens moraux, c'est étudier l'homme dans les plus précieux et les plus nobles attributs de son être. Quelle science est plus digne de l'esprit humain ! Mais n'est-ce pas aux médecins qu'il appartient spécialement de s'y livrer? On ne saurait croire combien la connaissance approfondie de nos infirmités physiques peut leur ouvrir de routes vers la véritable théorie des passions. Descartes n'avait médité qu'imparfaitement sur l'organisation du corps vivant. Il possédait à peine les données physiologiques qu'on avait acquises de son temps. De là vient, sans doute, que la plupart de ses explications sont généralement considérées comme défectueuses et insuffisantes. Ce grand homme disait toutefois que la science de la médecine pouvait seule trouver la solution d'une multitude de problèmes qui rentrent essentiellement dans la doctrine des sentimens moraux.

Malgré l'attrait infini de ces recherches, peu de personnes y portent en général leur attention. L'homme ici-bas évite de s'observer. Craindrait-il donc de se connaître? Il est triste néanmoins d'arriver à la mort sans percer les ténèbres de notre ignorance, sans pénétrer les merveilles de notre esprit, sans plonger nos regards dans le fond de notre âme, sans remonter jusqu'à la source primitive de nos sensations et de nos idées, sans expliquer le secret de nos propres émotions, sans avoir appliqué nos facultés à cette immense étude de la nature intellectuelle, à laquelle se rattachent les plus hautes méditations de la philosophie spéculative; sans avoir soulevé quelques uns des voiles qui couvrent encore la grande énigme de l'existence. Socrate avait raison de regarder cette science comme la plus digne d'occuper notre entendement, et de repousser, comme futiles, toutes les notions qui n'avaient point un si noble objet. Il est vrai que trop d'obstacles s'opposent à celui qui s'engage dans ce dédale inextricable. L'homme n'est qu'un instant sur cette terre. Il y a tant de mystères à découvrir! et le temps de la raison est si court!

Les ouvrages qu'on a publiés jusqu'à nos jours sur la théorie de notre nature morale sont entachés de beaucoup d'erreurs. Les plus hautes doctrines de la philosophie ont été avilies par des hypothèses mensongères. On a voulu tout soumettre à des explications mécaniques. On a constamment méconnu le foyer unique d'où partent toutes les émanations de l'âme sensible. On a ignoré la source de ces facultés divines dont l'action harmonieuse excite tant notre surprise. On a vainement cherché le principe ordonnateur qui crée et développe toutes nos affections, qui fait subir à la pensée des transformations innombrables, qui est le premier moteur des instrumens de la vitalité. C'est pourtant dans l'étude de ce principe que les véritables observateurs doivent démêler les lois naturelles qui forment la base de la physiologie morale. La bienveillance, l'amitié, l'amour, toutes les passions en dérivent et se modifient à l'infini, selon mille circonstances plus ou moins attrayantes pour la méditation.

Je n'ai pas, du reste, le projet de réfuter ici les assertions de ceux qui ont écrit avant moi sur des matières aussi délicates. C'est néanmoins un grand écart de leur imagination d'avoir voulu se rendre compte de la perfectibilité de l'intelligence

chez l'homme, et des opérations de l'instinct chez
les animaux, par la forme, la configuration et la
disposition physique de certaines parties du corps
vivant. Qui ne sait que cette disposition n'a d'autre rapport avec les phénomènes que l'on observe,
qu'une aptitude plus ou moins prononcée pour
exécuter certains mouvemens propres à l'économie animale! Mais que peuvent être ces actes
sans l'entendement qui les réfléchit, et sans la volonté qui les dirige? Donnez au bœuf la trompe
de l'éléphant; agrandirez-vous son intelligence,
sans lui avoir préalablement communiqué des facultés autres que celles dont la nature l'a pourvu?
Quand nous assistons à un concert, ces sons
merveilleux qui nous ravissent, et qui semblent
partir des instrumens, ont ailleurs leur principe;
ils sont le résultat d'un talent intrinsèque dont
la cause nous est inconnue, mais qui ne se lie
en aucune manière à l'organisation grossière que
nos yeux nous font apercevoir; ceci s'applique
à tous les arts. Je connais un de nos plus
célèbres dessinateurs, muni en apparence des
mains les plus grossières et le plus mal confor-
mées; cet inconvénient, dont tout le monde s'é-
tonne, ne l'empêche point de peindre les fleurs
avec un talent admirable, et de reproduire dans
toute sa vérité ce qu'il y a de plus gracieux dans
l'univers.

Quand on lit le *Traité des Passions*, de Descartes, qui veut soumettre à ses calculs les plus fines et les plus subtiles opérations de notre entendement, on ne peut s'empêcher de déplorer la faiblesse de l'esprit humain. Expliquer de telles opérations par les principes ordinaires de la mécanique, n'est-ce pas un jeu par lequel on cherche uniquement à faire parade de son imagination? Le moyen, par exemple, de faire croire que la fuite d'un lièvre, la rapidité de sa course, ses momens de repos pendant lesquels il écoute et s'enquiert de tout ce qui se passe autour de lui, sont un effet semblable à l'explosion d'une étincelle de feu dans la poudre à canon! L'exercice de la force semble, à la vérité, exiger peu de combinaisons; mais les ruses par lesquelles les animaux y suppléent en demandent beaucoup. Tout être qui a des sens arrange et dispose ses idées; les sens seraient inutiles s'ils devaient agir aveuglément et d'après une impulsion purement physique. Le monde serait sans expression et sans vie aux yeux du philosophe qui voudrait l'envisager comme l'unique résultat d'une cause matérielle; il perdrait dès lors son intérêt et son plus grand charme: l'attraction, par laquelle on explique tout de nos jours, a, pour ainsi dire, tué la nature : elle semble avoir opéré sur les esprits l'effet qu'elle a produit sur l'univers. Si tout dépendait de cette cause, tout serait réduit à un repos stérile et froid.

Les détracteurs des causes finales, pour prouver que les actions des animaux sont absolument fondées sur le mécanisme, objectent l'exemple de certaines poules qui couvent des œufs de craie; mais voilà, ce me semble, un bien faible argument: il est un temps, à la vérité, où les poules sont déterminées à couver par une impulsion impérieuse qui devient une espèce de délire; est-il surprenant qu'à cette époque, ces êtres faibles prennent le change sur l'objet spécial de leur passion? Si l'instinct s'égare quelquefois dans les animaux, la passion qui manque d'aliment dans l'espèce humaine ne cherche-t-elle pas souvent à s'abuser? ne la voit-on pas s'attacher à des fantômes? S'il était permis de lever le voile qui couvre ses honteuses bizarreries et les tentatives monstrueuses de l'impuissance jointe au besoin, on verrait qu'on ne peut tirer aucun indice des méprises qu'on vient d'alléguer.

Il y aurait bien d'autres systèmes à réfuter. Le champ des conjectures est si vaste, que chacun semble vouloir y déposer le tribut de ses rêveries et de ses erreurs. Ceux qui dédaignent les théories mécaniques ont été chercher la source de nos plus doux sentimens, de nos plus belles actions, dans celle de nos affections qui intéresse le moins nos semblables, dans l'amour-propre enfin. Mais, sans rappeler ici tous les argumens qui combattent une assertion si peu digne de la nature humaine, il me semble qu'on pourrait considérer les effets moraux des phénomènes qui se passent dans le corps vivant sous un point de vue plus noble et plus digne de nos destinées ultérieures.

Sachons nous abstenir de détails superflus, et posons sur des bases plus solides la théorie scientifique des faits intéressans dont nous voulons traiter dans cet ouvrage. Pour peu qu'on considère l'homme moral dans son ensemble, pour peu qu'on approfondisse l'action universelle de son économie, on s'aperçoit qu'il existe dans tout être vivant quatre penchans innés qu'on peut envisager comme les lois primordiales de l'économie animale. Dans les diverses situations de la vie, tout ce que nous éprouvons, tout ce que nous pensons, tout ce que nous exécutons se rapporte à ces quatre impulsions primitives, d'où s'échappent, comme de leur source naturelle, tous les phénomènes du système sensible.

Le premier de ces penchans intérieurs, et pour ainsi dire irrésistible, est celui par lequel l'animal

réagit contre les causes de destruction et résiste
aux périls qui le menacent. C'est une puissance
toujours active, à l'aide de laquelle l'être vivant
s'approprie et s'applique toutes les substances nécessaires au maintien et à la durée de son existence; on peut la nommer *instinct de conservation*. Il y a même cette remarque à faire, relativement à cette puissance importante, c'est que les
besoins par lesquels les animaux lui obéissent
sont en quelque sorte coactifs. La nature leur
interdit tout désir artificiel qui compromettrait
les fonctions inhérentes à leur organisation. Par
l'effet de la plus impérieuse nécessité, le tigre s'a-
breuve de sang; la chèvre broute l'herbe qui croît
sur le flanc de nos montagnes; l'oiseau cueille le
grain tel que la nature le produit : l'homme seul
perfectionne, améliore à l'infini les alimens qui
servent à sa nutrition. Sa volonté le guide pour
donner plus d'étendue à l'usage qu'il en fait; il
accepte ou refuse les biens dont la Providence le
gratifie ; il ajoute à ses dons ou les modifie à son
gré par une industrie savante et féconde. Les végétaux ne jouissant pas de la faculté locomotrice,
les sucs nourriciers se rendent directement vers
eux. Le ruisseau serpente et vient arroser la fleur
qui ne peut se mouvoir. On dirait que moins un
être est parfait, plus la nature fait de frais pour
le conserver.

On remarque un deuxième penchant par le secours duquel l'être vivant agrandit, fortifie ses
facultés natives, et perfectionne en quelque sorte
l'ouvrage de la nature : c'est l'*instinct d'imitation*,
dont nul individu ne saurait s'affranchir. Il faut
même dire que cette loi est un des plus solides
fondemens de la vie sociale. Nos idées, nos sentimens, nos mœurs, nos devoirs, tous les actes
de notre organisation s'effectuent par un enseignement réciproque et successif, qui imprime
constamment à chaque homme, à chaque peuple,
son caractère et sa physionomie. De là vient que
tant d'individus se traînent dans le sentier de
la routine, et sont pour la plupart enchaînés
par des habitudes nationales. Nous développe-
rons plus amplement la théorie de cette faculté
imitative, qui offre les détails les plus intéressans.

Il est un troisième penchant qui nous détermine
à rechercher nos semblables, à correspondre avec
eux par une mutuelle sympathie, à communiquer
avec leurs pensées par la parole, par des cris et
autres signes toujours entendus; à mettre, pour
ainsi dire, en commun nos actions, nos efforts,
nos peines et nos jouissances : c'est celui que nous
désignerons sous le titre d'*instinct de relation*. Il
est commun aux animaux qui se rassemblent, qui

marchent et vivent en troupes, qui voyagent en caravanes. C'est par l'instinct de la sociabilité que s'établit et se conserve l'harmonie de cet univers. Nous lui devons nos plaisirs les plus doux et les plus naturels; c'est le premier besoin de nos âmes: il faut être malade ou dépravé pour y être insensible. Le misanthrope lui-même ne manque jamais de faire parade de son caractère noble et franc, de ses inclinations loyales et désintéressées; ce qui prouve qu'il tient encore aux rapports dont il est l'objet.

Enfin quel être vivant peut se dérober à l'impulsion énergique de l'*instinct de reproduction*, qui a donné naissance à la plus noble, à la plus généreuse des passions humaines? C'est la force que la nature a le plus multipliée et le plus diversifiée; car c'est par elle que tout se renouvelle et se perpétue. Cette force est inépuisable; elle est dans le monde que nous voyons et dans celui qui se dérobe à nos regards : aucune ne se montre avec plus d'attrait. L'univers est, pour ainsi dire, enchanté de sa présence; elle est tantôt prodigue, tantôt avare des feux qu'elle répand; elle se montre à la fois continue, périodique, lente comme les siècles, ou rapide comme les éclairs; rien n'égale sa mobilité et sa persévérance.

Exposons avec méthode les faits qui entrent naturellement et sans effort dans le cadre que je me suis tracé : la matière est féconde, et les métaphysiciens de nos jours ne tiennent, ce me semble, que des lambeaux de cette physiologie morale qui offre à l'esprit humain des difficultés insurmontables. Il n'est pas donné à l'homme de pénétrer dans la nature intime des choses ; trouver et calculer les effets est l'unique but qu'il lui soit permis d'atteindre. On peut même dire que les organes de ses sens, dont il use pour y parvenir, ne sont bons qu'entre des limites au-delà desquelles ils perdent leur certitude et n'offrent plus que des objets illusoires.

C'est ainsi, par exemple, que la science dont les astronomes sont si fiers ne se réduit souvent qu'à de simples calculs sur le temps et sur l'espace : ils peuvent prédire le retour d'une comète ; mais ils ne sauraient fournir aucune notion précise sur une température prochaine qui doit exercer la plus grande influence sur nos récoltes et sur nos moissons : ils n'ignorent pas le nombre de minutes que la lumière met pour arriver du soleil à nous ; mais ils sont embarrassés pour expliquer comment s'élève le brin d'herbe que la chaleur fait éclore. Les mêmes lacunes se trouvent dans les doctrines émises sur la théorie des

sentimens moraux. Si , dans un ordre de méditations aussi élevé, il est des faits susceptibles d'une
démonstration rigoureuse , il en est d'autres dont
il faut uniquement chercher les preuves dans cette
inspiration universelle qui est partout l'apanage
des êtres sensibles. Les plus intéressans à recueillir sont ceux qui nous rendent meilleurs et
plus heureux.

SECTION PREMIÈRE.

DE L'INSTINCT DE CONSERVATION,

CONSIDÉRÉ COMME LOI PRIMORDIALE DU SYSTÈME SENSIBLE.

L'INSTINCT de conservation est inné dans tous les animaux. Tous les corps animés luttent avec plus ou moins de puissance contre la mort : sans l'instinct de sa conservation, l'homme ne serait qu'une statue de chair en butte au choc des divers élémens. Son cerveau, ses nerfs, ses muscles, ses viscères, sont par conséquent doués d'une force particulière pour le maintien de son existence. Si la maladie nous surprend, l'instinct nous suggère de nous guérir; si quelque péril nous menace, l'instinct nous porte à nous en préser-ver. Nous partageons cette faculté précieuse avec tous les êtres qui jouissent comme nous du bien-fait de la vie. Quand la pluie tombe par torrens, quand la foudre éclate dans les nues, l'oiseau se cache sous le feuillage ou dans le trou d'un arbre. Ajoutons que les animaux arrivent ordinairement sans trouble et sans accident au terme de leur conservation. Il n'y a que l'homme qui compromette à chaque instant la sienne : il est le seul qui se donne volontairement la mort, et qui s'expose à tous les hasards.

Il est vrai que cette faculté de conservation a ses limites. La durée de notre existence est renfermée dans un certain cercle d'années au-delà duquel on ne passe jamais. Non seulement il n'est donné à personne de franchir le terme assigné pour la durée de la vie humaine, mais encore la puissance conservatrice de la nature ne nous conduit pas toujours au bout de la carrière. Les uns succombent en y entrant ; les autres sont arrêtés au milieu de leur course : certains d'entre eux, après avoir donné le jour à leurs semblables, s'éclipsent pour céder leur place ; d'autres disparaissent avant d'avoir pu payer leur tribut à l'instinct général de la reproduction ; et quoiqu'il n'y ait qu'un petit nombre d'hommes qui arrivent à leur destination, la nature a tellement combiné le nombre des morts et des vivans, que son but se trouve toujours rempli. Quelle que soit la quantité relative des individus, l'espèce se soutient toujours.

Tous les animaux sont conformés de la manière la plus convenable pour leur conservation

et leur durée. L'organisation particulière de l'unau
et de l'aï les a fait regarder par Buffon comme
des êtres disgraciés, que la nature a dévoués à
l'infortune, et comme placés par elle dans les
rangs inférieurs de la création ; mais certainement
ces animaux ne sont pas aussi misérables qu'ils le
paraissent. Le malheur provient de la dispropor-
tion entre nos désirs et nos moyens. Les jouissances qui sont réservées à ces êtres sont sans doute
assorties à leur sensibilité. L'impétuosité et la
pétulance ne sont pas d'ailleurs la disposition la
plus favorable au bonheur : les hommes qui s'agitent beaucoup ne sont pas les plus heureux. Buffon même avoue que ces animaux sont forts et
vivaces, qu'ils supportent long-temps les privations, qu'ils engraissent par le repos, qu'ils sont
presque impassibles sous le scalpel, et que par là
ils se rapprochent beaucoup des vers et autres
reptiles, qui n'ont pas un centre de sentiment
unique et bien distinct.

Dès les premiers jours de son existence, l'homme
n'est mu et gouverné que par ses appétits corporels, que par les besoins toujours renaissans d'une
organisation qui se développe ; il fait, en quelque
sorte, l'apprentissage de la vie : les soins mater-
nels l'environnent ; ses cris, ses larmes appellent
le sein qui doit le nourrir : toutes ses détermina-

tions, tous ses mouvemens se dirigent vers l'aliment réparateur qui doit agrandir et fortifier les instrumens matériels de ses fonctions. Son instinct conservateur s'est absolument concentré dans l'intérieur des voies digestives. Ainsi s'ouvre le cercle des phénomènes qu'il est destiné à parcourir.

Le spectacle de cette personnalité n'a rien qui blesse les regards de l'observateur, tant que la faiblesse innocente conserve des droits à l'intérêt protecteur de la force et de la puissance. Mais, à mesure que les lois de l'accroissement s'accomplissent, l'homme épanche déjà sur ses semblables une portion du feu céleste dont la nature le forma. Les facultés affectives se développent bientôt dans cet organe qui, plus tard, doit être le trône de l'intelligence et de la raison. L'enfant tourne ses bras caressans vers les auteurs de sa vie : le sourire de ses lèvres annonce l'éveil de sa reconnaissance ; son cœur palpite de tendresse et d'amour. L'instinct de sa conservation va puiser une force nouvelle dans ses rapports moraux avec tous les êtres dont il est entouré.

Jusqu'ici néanmoins on n'a pu voir dans les changemens que nous venons d'exposer que le tableau d'une sorte de végétation physique et morale. L'homme se *spiritualise*, pour ainsi dire, à mesure que son intelligence se déploie. Le cours du sang s'accélère; des feux inconnus parcourent tous ses organes; sa physionomie rayonne de toutes les flammes de l'espérance; son âme s'exhale sur tous les objets qui sont hors de lui; la personnalité disparaît : mais la bienveillance, l'amitié, la piété filiale, etc., lui font sentir doublement les charmes attachés à son existence. Que de motifs d'aimer la vie, quand le bonheur nous fixe à la terre par des liens si doux et si nombreux!

Parmi les passions qui signalent cette période orageuse de notre jeunesse, il en est une surtout qui semble fermer toute avenue aux sentimens égoïstes; je veux parler de l'amour, qui est la félicité première des êtres sensibles. Cette faculté, qui dans l'état sauvage ne procure que des émotions rapides et, pour ainsi dire, instantanées, est susceptible d'une plus longue durée dans l'ordre social, parce qu'elle s'y fortifie toujours par une multitude d'obstacles. Il est digne d'observation que ceux qui sont profondément affectés par cette fièvre incompréhensible, ne parlent que d'affronter la mort au sein même des extases délicieuses où ils se trouvent pour la plupart plongés. Cette exagération dans le langage, ces expressions délirantes tiennent sans doute à l'égarement du cerveau qui transporte sur un autre être tous les intérêts de sa conservation, ou à la préférence que l'on donne constamment à la vie morale sur la vie physique.

L'âge mûr n'est pas moins favorable à l'instinct de conservation. Le bandeau des illusions est déjà tombé; mais l'homme jouit, avec une sécurité salutaire, de tous les fruits de l'expérience et de la sagesse. D'après mille faits qu'on pourrait alléguer, l'exercice habituel des facultés intellectuelles est singulièrement utile pour la durée physique de nos organes; c'est, par exemple, une remarque constante des médecins observateurs, qu'on rencontre beaucoup de vieillards parmi les savans et les gens de lettres. Les registres de nos académies confirment cette assertion. Nous voyons aussi journellement que les personnes qui n'ont subi aucune culture morale, et dont l'existence a été, pour ainsi dire, toute matérielle, sont plus exposées que d'autres à l'action des intempéries atmosphériques et à toutes les chances de la mortalité. L'homme doit apprendre à combiner ses idées, comme il apprend à mouvoir ses membres. Que penser d'un individu né avec des pieds et des bras vigoureux dont il ne voudrait faire aucun usage? Si, pour acquérir de la force, les ressorts physiques de notre organisme ont besoin de ne pas rester dans l'inaction, comment ne pas croire que le jeu bien ordonné des fonctions mentales peut contribuer à la longévité ?

Qu'on ne pense pas, du reste, que l'instinct de conservation abandonne l'homme alors même qu'il touche à son déclin : il est un principe réacteur qui protége encore la nature particulière contre les efforts de la nature universelle, selon la remarque d'Hippocrate ; c'est spécialement à cette triste époque de notre vie que la personnalité se remontre avec tout le cortége des passions privées. L'amour-propre, l'égoïsme, l'avarice, etc., viennent, s'il est permis de le dire, au secours de notre faiblesse. Toutefois, heureux les vieillards privilégiés qui, exempts de pareils vices, conservent jusqu'à leur dernier jour cette dignité naturelle qui assigne à l'espèce humaine un rang si élevé dans l'échelle des êtres! Heureux ceux qui se maintiennent avec toutes les qualités de l'âge mûr, et dont les facultés morales ont su braver la décrépitude! ils deviennent précieux à la génération qui arrive, et qui met journellement à profit les résultats féconds de leur expérience. On voudrait toujours les retenir dans la vie.

Dans tous les âges, l'instinct de conservation est donc le plus fort des sentimens qui agitent l'existence de l'homme, et ce sentiment prédomine constamment sur tous les autres. Il a sans doute dicté ces formules de politesse qu'on voit dériver de nos rapports sociaux, et qui ont presque toujours la santé pour objet. L'empressement avec lequel les divers individus qui se rencontrent dans le monde s'interrogent sur l'état plus ou moins régulier de leurs fonctions physiques, les vœux que s'expriment mutuellement les hommes civilisés dans leurs relations journalières, dans leurs correspondances épistolaires, prouvent jusqu'à l'évidence que la conservation est le plus vif et le plus constant désir de notre âme.

Les plus grands malheurs, les plus vives souffrances, ne portent qu'une faible atteinte à l'instinct fondamental et primitif dont il s'agit. J'ai toujours fréquenté les hôpitaux et les différens refuges de l'indigence. J'y ai vu des milliers d'hommes abreuvés d'amertume. Quelque accablante que fût leur destinée, aucun d'eux n'eût voulu s'y soustraire par le sacrifice de ses jours. Je me souviens d'un infortuné qui était privé de l'usage de tous ses sens ; on lui comptait plusieurs infirmités dont une seule eût suffi pour le dégoûter de l'existence, cependant il n'en implorait pas moins sa conservation ; il était encore agité de toutes les espérances qui font battre le cœur des mortels. « Je supporte avec résignation, me disait-il, les douleurs que le ciel m'envoie. Je puis me passer d'être heureux; mais je ne puis me passer de vivre. » Pendant les désastres révolutionnaires qui ont si long-temps tourmenté la France, une dame tomba tout à coup du plus haut degré de prospérité dans un état d'extrême pauvreté et de souffrance; elle devint impotente, aveugle, et pour comble de misère, par l'effet d'une maladie qui avait été longue autant que funeste, elle éprouvait continuellement l'horrible sensation d'un charbon brûlant qu'on aurait promené dans ses entrailles. J'emprunte les propres expressions de cette victime de la fortune, qui, malgré ses angoisses, formait encore des entreprises; elle voulait encore rester parmi les siens. Les peines sans nombre qui traversent la vie ne sont donc pas un motif pour l'abandonner. Les malheureux qui invoquent la mort sont dans un état de subversion mentale, ou du moins ne sont pas sincères. Si elle se montrait avec ses voiles sombres, aussitôt que leur voix l'appelle, tous lui diraient comme le pauvre bûcheron de la fable : *Je n'ai imploré ton assistance que pour que tu m'aides à ressaisir mon fardeau.*

L'homme a beau avoir vieilli long-temps, il ne se lasse point du banquet de la vie. Quand même un siècle aurait passé sur sa tête, quelles raisons n'alléguerait-il pas si on venait lui proposer d'en sortir! je suppose toutefois qu'il eût été constamment heureux, et que, par une de ces exceptions rares dans l'ordre social, mais dont on peut trouver des exemples, la vieillesse n'eût point opéré progressivement en lui le dépérissement de l'organe qui préside aux facultés intellectuelles et affectives : « O Providence! s'écrierait-il, ne brisez pas les liens d'une existence dont je n'ai point assez goûté toutes les enivrantes délices. Je ne sais point encore pourquoi et comment je respire. Attendez; laissez-moi apprécier davantage toute l'étendue des biens dont vous m'avez comblé. Ces murs que j'ai bâtis, ces arbres que j'ai plantés, ces champs que j'ai ensemencés, ces sillons que j'ai creusés, ne m'ont pas payé de mes sueurs. Laissez-moi me réchauffer encore aux rayons de votre soleil. Laissez-moi surtout répondre à la douce voix qui m'appelle. Je ne saurais me séparer si tôt de la compagne que je me suis donnée. Je voudrais jouir du spectacle de ces générations successives dont je suis la première source. Ne glacez pas ce cœur que vous avez embrasé des feux d'une si vive tendresse. Le vent de la destruction ne doit souffler que pour les êtres insensibles. Je suis encore digne de vivre, puisque je suis capable d'aimer! »

CHAPITRE PREMIER.

DE L'ÉGOÏSME.

Voulez-vous savoir ce que c'est que l'égoïsme? contemplez une armée en déroute, battue à la fois par la puissance des armes et par la rigueur de la saison : ce n'est plus cette réunion d'individus aussi courageux que dévoués, impatiens de triompher, qu'un élan sublime conduit au but le plus glorieux; ce n'est plus ce faisceau de volontés qui s'assujettissent au même plan, qui obéissent au même signal; c'est un amas confus d'hommes qui sont retombés dans leur personnalité, qui se replient sur eux-mêmes, qui ne connaissent plus ni compagnons ni chefs, qui s'abandonnent réciproquement, qui rejettent toute discipline, qui se livrent sans retenue au pillage et à tous les désordres de l'insubordination. Chaque soldat se croit seul, ou, pour mieux dire, s'isole de ses frères d'armes, pour n'obéir qu'à l'impulsion de sa cupidité. Rien n'est sacré pour lui toutes les fois qu'il s'agit d'étancher sa soif ou de satisfaire une faim désespérée.

Rapprochez de ce tableau celui d'un naufrage au milieu des flots soulevés par une épouvantable tempête. Figurez-vous un vaisseau qui est depuis plusieurs jours le jouet des orages, et qui va se briser contre un rocher. Les vastes mers retentissent des cris superflus de tout l'équipage. Que peuvent quelques frêles planches contre tant d'abîmes entr'ouverts? C'est alors que les dégradations du cœur humain offrent le spectacle le plus effrayant et le plus hideux. La famine se déclare; on n'entend plus la voix du capitaine; des hommes si près de la mort osent même se tourner contre leur chef et l'accuser du malheur commun : la rage et le désespoir les aveuglent; les passagers se battent, on se dispute un fruit, un reste de pain, etc. Un seul sentiment anime la troupe : celui de se conserver et de survivre pendant quelques instans à ses compagnons d'infortune. Le *moi*, l'horrible *moi* est prononcé par toutes les bouches. L'égoïsme se montre jusque dans les caresses que l'on prodigue à des marins étrangers qui viennent apporter des secours.

Préférez-vous observer l'égoïste tel qu'il se présente au sein de nos villes et dans les situations ordinaires de la vie? soyez le témoin d'un de ces splendides festins auxquels assiste son incommode personne; c'est là surtout qu'il mani-

feste dans toute son étendue le désir exagéré de
sa propre conservation. Il s'est arrogé la meilleure
place ; il s'attribue déjà les meilleurs mets ; il ne
respecte aucun usage ; il viole à chaque instant les
règles de la bienséance ; il opprime ses voisins par
l'inconvenance de ses manières, par l'omission
complète des devoirs qu'impose l'étiquette, par
l'indiscrétion de ses demandes, par le despotisme
de sa conversation ; en quelques minutes sa glou-
tonnerie a fait disparaître ce qu'il y a de plus recherché et de plus exquis. Le repas est-il fini., il
se retire à l'écart ; il craint que les discours des
autres convives ne viennent troubler ou même
suspendre le cours paisible de sa digestion.

L'égoïsme n'est pas seulement le vice habituel
des célibataires et de tous ceux qui résistent à
l'instinct des relations sociales, il est encore celui
des vieillards, des malades et des valétudinaires.
Voyez cet ennuyeux mortel qui est depuis si long-
temps travaillé par tous les symptômes de l'hypocondrie. L'amour excessif de la vie a conduit
ses pas aux eaux minérales ; c'est le type parfait
de l'égoïsme. A peine est-il logé, qu'il emploie
seul tous les serviteurs de l'hôtellerie ; sa voix prédomine sur celle de tous les arrivans ; il poursuit
les médecins ; il les fatigue par des détails inutiles
et fastidieux ; il ne les entretient que de ses

chaleurs d'entrailles, de ses laborieuses diges-
tions, etc. Si on lui raconte les maux d'autrui, il
se montre distrait et rêveur; il ne connaît ni la
bienveillance, ni la commisération, ni les regrets.
Pour lui, il n'y a absolument qu'un seul fléau
dans le monde : c'est la maladie dont il est atteint.

Les physiologistes remarquent que le sentiment
de l'égoïsme tient le plus souvent à la faiblesse ou
à l'imperfection de notre organisation physique.
Si l'on pouvait à volonté supprimer successivement un ou deux sens à un individu, et diminuer
ainsi ses facultés de relation, on augmenterait sa
personnalité. On a recueilli à ce sujet des obser-
vations curieuses à l'institution des Sourds-Muets
et à celle des Aveugles-nés. Avec quelle avidité la
plupart d'entre eux se partageaient les dépouilles
de ceux de leurs camarades d'école qui succom-
baient à quelque maladie! De là vient que, dans
ces derniers temps, le célèbre abbé Sicard avait
interdit ces sortes de distributions. Il disait qu'elles
étaient trop affligeantes pour l'âme, et qu'elles
mettaient trop à nu la prédominance des intérêts
privés. Les idiots, les crétins, et divers aliénés
vivent également dans une indépendance complète de tout ce qui les environne; ils végètent
dans un égoïsme continuel.

Le mot dont on se sert pour désigner le sentiment privé dont il est question dans ce chapitre, est un des plus heureux de notre langue; il est très propre à exprimer ce mouvement intérieur de l'âme par lequel l'homme dirige toutes ses affections vers lui-même et renonce au bien qu'il devrait ou pourrait faire à ses semblables. L'égoïsme est à la tête de nos passions personnelles. C'est une maladie malheureusement trop commune, qui compromet souvent les intérêts de l'ordre social, et qui s'est manifestée sous plusieurs formes à toutes les époques de la civilisation.

Quoique le sentiment de l'égoïsme fasse partie de la nature humaine, il devient néanmoins un vice odieux, s'il n'est pas contenu dans de justes bornes. L'homme qui méconnaît ses rapports sociaux est toujours coupable envers ses semblables. Aussi est-il convenu qu'il faut cacher avec soin ce premier mobile de notre durée et de notre conservation. C'est une imperfection honteuse qu'on n'avoue pas plus que l'avarice.

L'égoïste est donc un être essentiellement anti-social; c'est un esclave qui tourne sans cesse autour de sa propre organisation, et qui ne reconnaît d'autre loi que celle que ses besoins lui imposent;

il est, en quelque sorte, dans la servitude de ses appétits les plus grossiers; il ne voit devant lui que le présent, et passe sa vie entière à arranger son bien-être matériel; il ne tente pas le moindre effort pour dépasser le cercle des intérêts qui l'agitent. Ce n'est que sur les jouissances du moment qu'il fait travailler sa pensée; il se regarde comme la première et la plus importante partie de la création; il préfère à tout son insupportable individualité; il s'approprie tout ce qui le touche.

Qui croirait que l'égoïsme peut s'amalgamer même avec les passions les plus généreuses par leur nature? L'homme qui en est empreint porte sa personnalité jusque dans le sentiment de l'amour. Veut-il obtenir la main d'une jeune femme accomplie et dont la fortune brillante pourrait agrandir son patrimoine, séduit par ses charmes, mais surtout alléché par ses richesses, peu lui importe d'en être aimé, pourvu qu'on l'immole à ses désirs; il ne veut rien faire partager à sa future compagne, il n'aspire qu'à s'en rendre maître; sa dot et son obéissance lui suffisent; il restera seul encore dans la plus intime des relations.

Il est des cas où l'égoïsme gagne et corrompt les hommes en masse; tel est celui qui caractérise la décadence des sociétés; c'est cet égoïsme qui a fait imaginer à quelques penseurs que l'intérêt personnel était l'unique mobile des actions humaines. Les lettres d'Atticus à Cicéron peuvent nous donner une idée du changement qui s'était opéré dans la manière de sentir des Romains. Au doux attachement pour la patrie avait succédé une insouciance pour la chose publique, fomentée par les principes d'Épicure, principes qui ne justifiaient que trop la mauvaise opinion que Caton avait de la philosophie des Grecs.

On a du reste très diversement parlé de cette secte fameuse qui s'était propagée jadis dans toute la Grèce, et qui avait érigé en système le sentiment de l'égoïsme. Ces prétendus sages voulaient qu'on n'imprimât à l'âme que des mouvemens doux. Ils excluaient toute sensation violente ; ils balançaient le système humain dans un vague agréable ; et c'est à ce charme, qu'on ne sait définir, qu'ils donnaient le nom de *volupté*. On pouvait les comparer à ces papillons vifs et brillans qui vont prendre le suc de toutes les fleurs. C'étaient des cosmopolites joyeux qui ne connaissaient pas même les regrets que donne la perte de la patrie ; ils ne prenaient de l'amitié que les douceurs, s'inquiétant peu de ses vicissitudes ; ils ne s'attachaient qu'aux hommes qui contribuaient à leurs jouissances ; ils commerçaient en quelque sorte avec eux d'égards, de prévenances, de services, etc. ; ils recherchaient les femmes sans concevoir aucune inquiétude pour elles, et uniquement pour le plaisir qu'elles donnent ; ils n'étaient en aucune manière sensibles aux pertes du cœur et à celles de la fortune. Un plaisir les quittait, ils couraient à un autre ; ils fuyaient tous les lieux où ils auraient pu rencontrer quelque sujet de douleur, ils étaient étrangers à la haine, à l'envie, à l'ambition, passions trop pénibles pour l'existence ; ils ne voulaient rien de ce qui porte le trouble et le tumulte dans le fond de l'âme. On assure qu'ils étaient d'une telle indulgence pour les offenses dont ils étaient quelquefois l'objet, qu'elles effleuraient à peine leur épiderme. Leur insouciance les rendait invulnérables contre les peines et les contrariétés de la vie. Enfin le grand secret de ces philosophes était de rendre leur bonheur indépendant de celui d'autrui. Toute leur félicité était intérieure et concentrée en eux-mêmes ; ils avaient raffiné leur doctrine jusqu'à modérer leurs jouissances pour les mieux sentir. Ils aimaient pourtant le luxe, les mets, la bonne chère ; ils se paraient avec recherche, portaient des robes de pourpre ; c'étaient des égoïstes mitigés dont on retrouve encore des modèles parmi nous.

Au surplus, de quelque charme qu'on l'embel-
lisse, le sentiment exclusif que l'homme manifeste pour lui-même est odieux à considérer. On
supporte avec peine celui qui met constamment
ses appétits les plus vulgaires à la place des plus
doux sentimens. Sous ce point de vue, il est en dés-
accord avec ses semblables; il végète sans affection et sans rapports; il s'est détaché de la chaîne
qui unit tous les membres du corps social : ses
contemporains le repoussent comme un mauvais
convive de la vie; sa mort n'excite pas le moindre
regret : le monde se débarrasse avec joie de
l'homme inutile qui n'a voulu faire partager à
personne ni ses jouissances ni son bonheur.

CHAPITRE II.

DE L'AVARICE.

On n'aime point à écrire sur un semblable sujet. Après l'égoïsme, l'avarice et sans contredit la passion où il entre le plus de personnalité. C'est celle dont on rougit le plus, et que dans aucun cas on n'ose montrer, parce qu'elle est flétrie par l'opinion unanime des hommes; elle appartient à toutes les conditions; elle asservit les dernières années de l'existence, et en rend la fin aussi triste que misérable.

Il est facile de trouver l'origine de l'avarice dans notre propre organisation; elle est manifestement fondée sur un amour excessif de la vie. Il y a, comme le dit fort bien Vauvenargues, dans le cerveau de tous les avares, des craintes exagérées sur l'instabilité des événemens et de la fortune. On s'arme alors d'une prévoyance outrée pour parer à des malheurs ou à des pertes qui pourraient survenir.

La nature de nos passions est d'aller toujours
au-delà du but. L'objet d'un avare, dans ses travaux et dans ses épargnes, est d'abord de se mé-
nager une ressource pour la vieillesse ; mais le
résultat ordinaire des soins qu'il prend, est qu'il
se donne beaucoup de peine, qu'il ne jouit de
rien, et qu'il laisse ses richesses à d'autres qui en
profitent.

Je le répète donc ; lorsqu'on accumule des trésors, c'est moins le plaisir que l'on cherche qu'une
vie longue et à l'abri de tous les besoins. L'avare
redoute d'être pauvre ; telle est l'idée fixe qui met
constamment sa cervelle à la torture. On a vu
cette crainte s'accroître à un tel point chez certains individus, qu'ils aimaient mieux se laisser
mourir que de payer les soins nécessaires pour
la guérison des maux qui les accablaient. Il est
d'autres faits non moins étranges qu'on pourrait
raconter à ce sujet. Je me souviens d'avoir vu
une vieille de quatre-vingt-douze ans qui, suf-
foquée par le râle de l'agonie, agitait encore ses
bras pour demander les clefs de ses coffre-forts ;
elle les fit placer sous le coussin qui soutenait sa
tête défaillante, et sur lequel elle était sur le point
de rendre le dernier soupir.

Il est digne d'observation que l'avarice et la

parcimonie semblent être le partage de certaines classes d'animaux, parce qu'elles ont jusqu'à un certain point le sentiment de la propriété. Un oiseau est avare d'un peu de paille qui doit servir à la confection de son nid. Les castors, les mulots ramassent et accumulent quelquefois plus de fruits qu'il ne leur en faut pour passer la durée de l'hiver. Il n'y a certainement rien de machinal dans les soins qu'ils prennent pour se préserver de la famine. L'homme n'est donc pas le seul à qui il soit donné d'être insatiable.

Dans l'espèce humaine, l'avarice est communément la passion des gens faibles; ceux qu'elle tourmente sont d'ordinaire vieux ou cacochymes. Elle ne saurait s'allier ni à la fleur de la jeunesse ni à une complexion robuste et vigoureuse; des êtres bien organisés sont pleins de confiance dans leur avenir; ils ne peuvent se persuader qu'il leur manquera un jour quelque chose. J'ai surtout remarqué que les personnes frappées d'un vice radical dans le système lymphatique sont plus sujettes à l'avarice que celles qui vivent sous la prédominance sanguine ou bilieuse; en sorte qu'on pourrait souvent apprécier la valeur physique de l'homme d'après la nature de ses imperfections morales. J'ajouterai que, comme cet odieux penchant résulte souvent de la faiblesse de notre organisation, il doit s'ensuivre que les infirmités du corps peuvent fréquemment la développer. Une dame de haute condition était vaporeuse et mélancolique pendant six mois de l'année, et pendant tout ce temps elle usait de ses revenus avec une parcimonie sordide; dès que ses fonctions reprenaient leur harmonie, elle se faisait adorer par une générosité sans bornes.

Je ne sais s'il faut accuser la nature ou la civilisation; mais il semble que l'avarice ne devrait jamais entrer dans le cœur des vieillards, parce que, dans l'état de faiblesse où ils se trouvent, ils ont besoin d'une assistance continuelle. C'est par de nombreux bienfaits qu'ils devraient s'attacher ceux qui les servent. On peut en dire de même des hypocondriaques, des mélancoliques et autres malades de ce genre. Pourquoi faut-il qu'ils soient constamment dominés par ce vice honteux, qui tient à un désir mal éclairé de leur propre conservation !

Il y a quelque chose d'aveugle dans l'instinct des avares; la plupart d'entre eux pourraient être comparés à ces oiseaux de nature mobile et turbulente, qui s'agitent sans cesse pour recueillir et cacher automatiquement tous les objets brillans qui se rencontrent sur leur passage, sans que jamais il leur soit permis d'en jouir. Telle était une femme qui avait été à bon droit surnommée *la pie voleuse*, à cause de la manie qu'elle avait de prendre et de receler entre les matelas de son lit, des perles, des pierres précieuses et autres bijoux de valeur, des pièces de monnaie, etc.

Ce bizarre penchant a été suivi, dans une circonstance particulière, du résultat le plus tragique. Un homme opulent avait fait pratiquer auprès de sa cave un réduit solitaire qu'il ouvrait seul, à l'aide d'une serrure à secret; c'est là qu'il allait furtivement passer des heures entières pour se donner le plaisir inexprimable de compter son argent. Un jour qu'il s'y était rendu pour cet objet, il oublia par mégarde hors du cabinet souterrain la clef qui lui était nécessaire pour sortir de cette impénétrable retraite; s'y trouvant renfermé, il y mourut de faim et de désespoir. On s'imagine aisément quelles durent être les inquiétudes d'une famille qui ignorait absolument et son habitude et le lieu où il se cachait. Avertie néanmoins par l'ouvrier qui était l'auteur de la serrure, elle se transporta dans l'affreux manoir, et aperçut bientôt le cadavre à côté du monceau d'or que cet infortuné grossissait depuis plusieurs années.

Qu'elle est étrange cette passion qui nous tourmente sans relâche pour acquérir ce que nous aimons le mieux, et nous empêche d'y toucher; qui nous rend esclaves de ce que nous possédons, et nous impose le supplice des privations au sein même de l'abondance; qui agrandit tous les jours le cercle de nos besoins, et nous met dans l'impuissance de les satisfaire!

Pour corriger l'avare, il conviendrait peut-être de lui présenter tous les jours le tableau des probabilités de la vie humaine. Je ne connais rien qui aille plus directement à la guérison de cette folie incompréhensible. Insensés que vous êtes! vous comptez votre or : comptez donc plutôt les jours qui vous restent! On sait que le célèbre docteur Roussel jouissait d'un revenu très modique. Je lui demandais un jour pourquoi il négligeait d'aller prendre les quartiers échus de la pension que lui faisait un ministre. « Mon ami, me répondit-il, je crains d'avoir trop d'argent : nous passons si vite sur la terre! »

Les philosophes ont eu raison de prétendre que l'avarice est en quelque sorte le premier germe de tous les mauvais penchans de l'homme. Ils ont judicieusement démontré que l'orgueil, la vanité, l'ambition se rapportaient à un désir unique: celui d'avoir ou de posséder. Supprimez de la so-

ciété la fortune, les emplois, les rangs, vous
n'aurez plus d'avarice. On voit manifestement que
cette passion est une des suites fâcheuses du sentiment de la propriété.

L'avarice d'ailleurs n'est point une passion qui
se contente ; elle est aussi avide, aussi absolue que
l'ambition. L'argent ne l'affaiblit jamais ; il l'augmente. C'est sous ce point de vue qu'elle ressemble
à cette faim canine et maladive qui semble croître
à mesure qu'on fait des efforts pour l'apaiser.
L'avare est comme Tantale au milieu des ondes :
il a beau entasser des trésors ; la terre n'est point
assez fertile pour ses besoins ; il n'est jamais riche ;
ses désirs sont toujours là pour l'appauvrir.

Il suffit de ces réflexions pour montrer toutes les
différences qui existent entre l'égoïsme et l'avarice. La première de ces passions tient à l'amour
excessif de la vie ; la seconde à une crainte exa-
gérée de la perdre. C'est l'abus de cette prudence
qui a été départie à l'homme ainsi qu'aux autres
animaux pour leur propre conservation. L'égoïste
ne songe qu'au présent : l'avare ne s'inquiète que
de l'avenir. Le premier accorde tout à ses désirs ;
le second s'impose sans cesse des jeûnes et des privations de tout genre. L'égoïste dort sans interruption : l'avare est agité par des insomnies. L'un

est ingénieux à se créer des jouissances; l'autre à se donner des perplexités. L'égoïste se préfère à tout: l'avare préfère tout à lui-même. Tous deux n'ont de commun que le mépris qu'ils inspirent. Ils ont rompu le pacte de la sociabilité. Mais le plus coupable envers ses égaux, est sans contredit celui qui arrête dans sa circulation ce métal si précieux qui est le premier mobile de l'industrie humaine. Avares fastueux de tous les rangs, avares sordides de toutes les classes, cessez d'enfouir cet or qui est encore moins périssable que vous! ouvrez vos portes à l'indigence! l'homme bienfaisant est le vrai sage; il se fait aimer pendant sa vie, et se fait pleurer après sa mort.

CHAPITRE III.

DE L'ORGUEIL.

L'ORGUEIL est un phénomène moral qui tient au sentiment intime des qualités plus ou moins éminentes que nous possédons ou que nous croyons posséder. Ce n'est point une passion acquise, comme l'a prétendu Helvétius, mais une passion qui provient d'une disposition innée, et qui est manifestement liée au système de la conservation des êtres. Il est vrai que les sources et les causes d'un pareil sentiment se sont singulièrement accrues par les progrès de la civilisation et par l'effet des relations sociales.

L'homme orgueilleux n'emprunte rien aux objets qui sont hors de lui; il se complaît en quelque sorte dans le cercle de ses perfections, dont l'idée lui procure une jouissance paisible; il se préfère à toutes choses avec autant de conviction que d'indépendance. Il s'élève avec certitude; et c'est parce qu'il est fort, qu'il dédaigne quiconque cherche à le rabaisser ou à lui opposer des obstacles.

C'est la puissance unie à la supériorité; rien ne l'atteint; il n'a par conséquent nul besoin de combattre. Alors même qu'il est victime de la fortune, l'orgueil sait s'allier avec le courage, et se couvrir encore des restes de sa grandeur.

L'action physiologique d'un pareil sentiment produit une sorte d'expansion dans les fibres du corps vivant; et quand on dit vulgairement d'un individu qu'il est *gonflé d'orgueil*, cette expression est rigoureusement vraie au physique comme au moral : les extrémités nerveuses s'épanouissent et s'étalent en quelque sorte pour occuper un plus grand espace. Jetez les yeux sur un homme que le bonheur de sa situation met à même de s'enivrer de cette passion exhalante, vous le reconnaîtrez sans peine à la manière dont il s'offre aux regards publics ; sa démarche est assurée, son maintien est imposant; il porte la tête haute; tous les traits de sa face prennent une direction élevée : on dirait qu'il cherche à se placer continuellement dans le point de vue le plus favorable pour attirer l'attention de ses semblables. Ces signes extérieurs décèlent si bien la présence de l'orgueil, que, dans le vide même de la nature, des êtres insensibles nous paraissent animés de cette passion, selon qu'ils affectent plus ou moins les attitudes de la grandeur et de la puissance. Tels se montrent à nos yeux les arbres de prodigieuse stature, comme le chêne de nos forêts, le cèdre du Liban ; telles sont encore ces montagnes escarpées et sourcilleuses, dont la cime semble se perdre dans les nues et menacer notre continent.

Les premiers législateurs ont blâmé l'orgueil comme une passion trop personnelle et qui s'oppose à la sociabilité; mais cette passion n'a rien de condamnable quand elle est mise en jeu par les qualités que l'on estime le mieux, et qu'elle répond aux vues suprêmes de la nature. En effet, il est un orgueil qui sait se passer de vaines paroles, qui n'a ni faste ni ostentation, qui provient uniquement de la conviction intime que nous avons de notre propre valeur, qui réagit sans cesse contre les injustes humiliations qu'on voudrait faire subir à notre être, qui n'éclate que pour rehausser les traits d'un beau caractère, qui se fait un besoin continuel de l'honneur, et s'impose toutes les perfections dont notre nature est susceptible. L'orgueil, tel que je le conçois, est donc un sentiment pur autant qu'élevé; il est la plus noble de nos dispositions originelles; il doit toujours faire partie de notre constitution morale.

Les philosophes n'ont point assigné jusqu'ici la source primitive et le but final de cette passion dans l'économie animale. Il n'est pas vrai, comme on l'a dit, que l'orgueil nous soit généralement inspiré par la possession des choses dont la vue procure du plaisir aux autres; mais plutôt par la certitude où l'on est qu'on a reçu en partage celles qui contribuent à la durée et au perfectionnement de notre organisation physique et morale. L'homme qui est pénétré de ce sentiment ne cherche point à faire envie; il jouit avec calme de tous les avantages qui lui assurent une prééminence marquée sur ses semblables.

Toutefois, les motifs qui enfantent l'orgueil sont très variables dans le monde. Chez les sauvages, par exemple, c'est la supériorité des forces physiques qui fait communément les orgueilleux : chez les peuples civilisés, au contraire, on met peu de prix à cet avantage, et l'on ne saurait se prévaloir que des attributs plus précieux de l'esprit et de la raison. On voit déjà, d'après ces courtes réflexions, que l'orgueil et toutes ses nuances entrent dans l'ordre des desseins d'une providence conservatrice. C'est la nature humaine qui réagit et se hausse, pour ainsi dire, en face de toutes les prétentions qui tendent à la rabaisser.

Concluons que l'orgueil est une passion primi

tive et nécessaire, une passion véritablement sociale, qui doit se transmettre religieusement dans
les familles, pour y maintenir l'ordre et l'exemple
des plus hautes vertus ; pour y être la sauvegarde
des mœurs, le préservatif de toute souillure, le
garant des bonnes actions ; pour y conserver dans
tout son éclat cette pureté héréditaire sans laquelle
le don de la vie serait sans charme et sans attrait.
« Il est peu d'âmes faites pour s'élever jusqu'à l'orgueil, dit l'éloquent abbé de la Mennais ; presque
toutes croupissent dans la vanité. »

Tous les hommes se rallient, s'unissent pour
partager et sentir en commun cette noble passion de notre existence, et l'orgueil national fut
toujours un des plus utiles instrumens de la félicité des peuples. Sur la terre il n'est donc permis
à personne de laisser avilir cette dignité originelle
que nous avons reçue de la nature. Il y a dans le
fond de notre âme quelque chose de fier et de
généreux qui nous défend contre l'abjection, et
qui nous fait tendre sans cesse vers l'agrandisse-
ment de notre destinée. Sous ce point de vue, l'orgueil doit être considéré comme une vertu ; il
épure toutes les inclinations de la vie ; il aiguil-
lonne l'émulation. C'est par ce sentiment que
l'homme se perfectionne et s'achève, pour ainsi
dire, en sortant des mains du Créateur.

CHAPITRE IV.

DE LA VANITÉ.

Ne confondez pas l'orgueil avec la vanité ; celle-ci est une passion presque toujours factice, et fortifiée par toutes les séductions d'un monde frivole ou corrompu. On lui a donné l'épithète de *misérable*, parce qu'elle suppose peu d'idées, parce qu'elle efface, pour ainsi dire, le caractère primitif de l'homme.

On fait pour la vanité ce que l'on fait pour l'avarice : on la déguise comme une faiblesse. Elle perce néanmoins dans toutes nos actions, dans toutes nos démarches, jusque dans les traits de notre physionomie. C'est alors qu'elle devient l'objet d'une moquerie universelle. Au faîte des grandeurs, elle est insultée : au sein même de l'infortune, elle n'excite ni intérêt ni commisération.

La vanité est l'orgueil des faibles ; elle les met en quelque sorte sur des échasses, pour leur faire atteindre le niveau des forts. Elle est très active chez les enfans et les vieillards; chez les femmes surtout, c'est la passion qui s'agite le plus; on la rencontre dans toutes les conditions. L'esclave lui-même montre la sienne jusque dans la manière dont il porte les marques de la servitude.

On rougirait de dire les futilités dont cette passion se nourrit; c'est par toutes les avenues qu'elle pénètre dans notre âme. L'homme tire vanité de tout : du père qui l'a engendré; du pays qui l'a vu naître; du bien dont il a hérité; du toit qu'il habite; du vêtement qui le couvre; du char qui le traîne; de la femme qu'il aime; du dieu qu'il encense; du maître qu'il sert; de l'ami qu'il fréquente; de l'homme qui le salue; de celui qui lui parle; de celui qui l'écoute. La vanité fait en outre son profit d'une multitude de préjugés; même de nos jours un gentilhomme verrier se garderait de troquer ses indigentes armoiries contre les coffre-forts de l'opulence manufacturière.

La vanité se glisse jusque dans les noms que prennent les hommes pour se distinguer les uns des autres; et, comme l'a dit un ancien, c'est presque toujours cette passion qui nous baptise. On sait que les héros d'Homère portent le plus souvent des noms qui indiquent quelque grande et

sublime vertu : ce que faisaient les Grecs se pratique encore de nos jours. Toute qualification bien
expliquée renferme en elle un sens honorable.
Celle qui exprime la force, la gloire, le courage,
la valeur, semble imposer un devoir à celui auquel elle se transmet comme un héritage; mais
souvent elle n'inspire aux descendans des hommes
illustres que la plus déplorable des vanités.

Quelquefois la vanité se cache; elle contente
alors ses désirs toujours renaissans par des subterfuges ou par des détours; elle dévore dans le
plus profond secret les humiliations dont on l'a-
breuve, les affronts qu'on lui prodigue, les sup-
plices qu'on lui fait subir. Dans le cas contraire,
si le succès seconde ses tentatives, les hommes
qu'elle agite tombent dans une sorte d'enivrement
qui les porte à des discours déraisonnables et aux
actes les plus insensés. Combien de personnes
douées d'un véritable mérite se sont discréditées
par ce ridicule! Il y a dans le monde tel individu
follement avide de ses prestiges, qui, s'il osait,
ferait lui-même les frais de sa statue.

Il n'est pas de sentiment humain que la vanité
ne profane; elle désenchante les plus douces affections de la vie; elle cherche les regards publics
au milieu même des larmes et des regrets. C'est

une singulière passion que celle qui prend naissance parmi les chimères, qui ne se repaît que de
fumée, et qui pourtant est inextinguible. Les af-
freuses atteintes de la paralysie ne sauraient frapper votre cerveau sans le priver de ses facultés les
plus précieuses; mais elles y laissent toujours la
vanité, qui s'y maintient par des racines aussi vivaces que celles de l'avarice. Cette passion est,
pour me servir de l'expression ordinaire des physiologistes, l'*ultimum moriens* de notre organisation morale.

Il y a eu des siècles pour la gloire; il y en a eu
d'autres pour le fanatisme; mais le siècle où nous
vivons est manifestement celui de la vanité. Jamais
on ne vit tant d'hommes privés sortir de l'espace
où le hasard les a circonscrits, et abandonner leur
condition native; jamais on n'en vit un si grand
nombre convoiter la domination et le pouvoir;
jamais tant de gens médiocres ne furent à la poursuite des rangs, des titres, des distinctions.

J'ai dit plus haut que la vanité était une passion
acquise et l'unique résultat de nos rapports sociaux.
Les indices de cette passion se retrouvent néanmoins chez les sauvages, qui se peignent le visage
et le corps avec de la craie, qui placent autour
de leurs cheveux les plumes colorées des oiseaux

d'Afrique, qui se composent diverses parures avec des graines rouges, des coquillages, des pierreries, des fragmens de cristal, etc.

En civilisant les animaux, en les associant à nos labeurs, à nos entreprises, à nos combats, nous leur avons transmis cette passion singulière. Dans nos régimens, dans nos parades, dans nos exercices, on voit des chevaux qui sont tout fiers des ornemens dorés qui les recouvrent, et qui sont presque toujours de moitié dans la vanité de celui qui les monte. On connaît le mode de punition infligé aux mulets et autres bêtes de somme dans les voyages de long cours. S'ils commettent quelque faute, s'ils désobéissent au maître qui les conduit, on a l'habitude de placer les délinquans à la queue des autres. On les prive momentanément des plumets qui flottent sur leur tête, et on leur ôte pour quelque temps la sonnette. Rien ne les corrige plus efficacement que ce genre particulier d'humiliation.

On observe que la vanité est toujours en rapport avec la forme du gouvernement chez les peuples où elle se développe avec plus ou moins d'énergie. C'est du reste le sentiment dont ceux qui gouvernent savent tirer le meilleur parti; ils l'excitent et le caressent très souvent, pour déter

1. 4

miner les hommes aux grandes actions. Ils ont imaginé des signes de distinction ou plutôt des hochets brillans dont ils décorent ceux qui ont plus ou moins servi leurs projets.

J'ai dit beaucoup de mal de la vanité; elle n'en est pas moins le plus fort mobile du progrès des arts et de la prospérité publique. Sous ce point de vue, elle offre les mêmes avantages que l'orgueil. Il n'appartient qu'à l'homme de faire servir les vices au développement des plus grandes vertus. Chassez la vanité de la terre, elle se couvrira de paresseux. Demandez à ce général d'armée comment il a aiguillonné la valeur bouillante de ses soldats : c'est par la vanité, la plus misérable de nos faiblesses. Qui a fortifié ces villes, qui a creusé ces canaux, qui a construit ces palais magiques, qui a élevé avec tant de persévérance ces pyramides, qui a embelli avec tant de magnificence ces portiques, qui a fait fleurir ces manufactures industrieuses, qui a organisé ces intrépides armées, qui a conduit ces vaisseaux au milieu des écueils et des naufrages, qui les a chargés de provisions et de trésors? c'est la vanité. Qui a secouru ces malheureux, qui a prodigué tant d'aumônes, qui a fondé tant d'hospices pour la bienfaisance? c'est encore la vanité.

CHAPITRE V.

DE LA FATUITÉ.

La fatuité doit trouver place dans ce livre, puisqu'elle est une dégénérescence de la vanité humaine. Aucune maladie d'ailleurs n'a reçu une dénomination plus juste et plus convenable à sa nature. C'est en effet une sorte d'aliénation mentale, aussi digne de notre mépris que de notre pitié : c'est l'exaltation plus ou moins prolongée d'un esprit faible de complexion, et totalement dénué d'idées.

Cette affection prend naissance au sein des cités vastes et populeuses, surtout dans celles qui sont corrompues par un excès de civilisation. Elle fait partie du luxe qui règne dans les grandes capitales de l'Europe. Elle se montre spécialement chez les jeunes gens, s'empare de leur oisiveté, et remplit le vide dans lequel s'écoulent des jours frivoles et absolument perdus pour la raison.

Le fat diffère de l'homme vaniteux en ce qu'il

s'inquiète peu du suffrage d'autrui : le sien lui suffit; aussi ne vous entretient-il que de ses goûts, de ses fantaisies, de ses talens, de ses richesses, etc. La solitude lui est à charge; à chaque heure du jour il faut qu'il se montre; il porte en tous lieux sa bruyante personnalité.

On a beaucoup écrit sur les travers des personnes atteintes de fatuité. Mais ces travers varient selon le temps et les circonstances. Il y a toujours quelque nouveau symptôme à recueillir. En général, le fat vise à la singularité; il ne veut pas être ce que sont les autres; il voudrait même imposer à ceux-ci l'obligation d'être ce qu'il est lui-même. En résistant à la loi d'imitation, en s'éloignant de la nature, il lui arrive parfois d'éblouir ou d'étonner un vulgaire ignorant.

Quoique la maladie dont nous parlons soit moins commune que la vanité, il est néanmoins très facile de la reconnaître. Les sots peuvent faire des dupes, parce qu'il en est souvent qui savent se taire; mais il n'en est pas de même du fat, qui met tout le monde dans la confidence de ses égaremens. On le distingue sans peine au ton tranchant et au décousu de sa conversation, à l'irréflexion de ses paroles, à la légèreté de ses jugemens, à la témérité de ses censures, à l'indis-

crétion de ses récits, au mauvais goût de ses per-
siflages, au faux clinquant de ses saillies, enfin à
la prétention de ses manières, à la suffisance de
son maintien, à la familiarité de son abord, à
l'égoïsme de sa contenance, surtout à la bizarrerie de sa toilette, au ridicule de ses attitudes,
et à l'air de contrainte que semble lui imposer
l'étroite dimension de ses vêtemens.

Il est impossible de sympathiser avec le fat.
Il est tout aussi incommode que l'homme im-
portun; car il ne craint pas de heurter à chaque
instant le bon sens et la raison. Sous ce point de
vue, il fait le désespoir de ceux qui le fréquentent. Tous les mots qu'il profère sont irréfléchis.
Rien n'est plus éphémère que sa conversation.
Est-on au spectacle, il siffle ou applaudit avec
excès; il s'agite à un tel point, qu'on dirait qu'il
veut par intervalles se substituer aux acteurs et
avoir sa part dans l'attention qu'on leur prête. Au
milieu de nos cercles, il n'est pas moins absurde:
il commence toujours ses phrases avant que les
autres aient achevé de parler; il prend avec les
gens du plus haut mérite des familiarités imper-
tinentes; il les aborde avec irrévérence; il les interroge sans pudeur.

Le fat n'a qu'une admiration, et c'est pour lui

qu'il la réserve. Possède-t-il quelque talent, celui de la danse, par exemple, il en est mille fois plus satisfait que ceux qui le complimentent sur ce point : il leur demande s'ils ont pu le voir tout à leur aise et comment ils étaient placés.

Les jeunes oisifs de nos cités ont d'autres travers non moins remarquables. On en voit qui imitent ridiculement la voix claire et flûtée des femmes ; d'autres simulent une sorte de grasseyement, pour s'éviter de prononcer les plus dures lettres de notre alphabet ; ils vont jusqu'à s'interdire certains termes de notre langue : ils ont recours à des circonlocutions ou à des périphrases pour exprimer les accidens de *banqueroute*, de *mort*, etc. D'autres fois le fat exagère à froid toutes les idées, comme il arrive à tous les cerveaux faibles : c'est ainsi que les mots de *désespoir*, d'*horreur*, d'*épouvantable*, etc., n'ont qu'une signification vague dans sa bouche, et ne font pas la moindre impression sur l'âme de ceux qui les entendent.

L'homme orgueilleux se hausse ; le vaniteux s'étale ; mais le fat s'agite sans cesse, uniquement pour se montrer. Son bonheur est de faire spectacle ; il sort de son hôtel pour qu'on admire son équipage et ses chevaux ; il étonne les passans par la bizarrerie de son costume. Son tailleur s'est

escrimé pour donner à son habit la forme la
moins usitée. S'il se trouve à pied dans nos promenades, il avance en se donnant des attitudes
hardies et en affectant une démarche qui est
tout-à-fait hors de la nature : il a l'air de distribuer partout un mépris qui lui est bien rendu. On
rencontrait jadis un grand nombre de ces jeunes
insensés sur nos boulevards. Ils passaient les uns
devant les autres pour se considérer réciproquement, et se procurer ainsi le plaisir d'une mutuelle surprise.

J'ai déjà dit que la fatuité était une sorte d'aliénation passagère du cerveau. Je devrais ajouter
qu'elle est, dans beaucoup de cas, un véritable
principe de folie. J'en pourrais citer plusieurs
exemples. Le fameux danseur Trenitz, que nous
avons vu si brillant et si frivole dans les salons de
Paris, tomba un jour dans un tel état d'extrava-
gance, qu'il fallut ordonner sa réclusion : son idée
fixe était de se croire prince et un personnage
très important ; il avait simulé divers ordres de
chevalerie avec du papier peint, et il les attachait
aux boutonnières de son habit. L'infortuné vit encore, et ses facultés mentales ne se sont jamais
rétablies. Ceci nous rappelle l'histoire du comte
Dusserre, que la nature avait gratifié de tous les
dons de la beauté physique. Il s'imagina un jour

qu'il était Cupidon. Il se parait avec une recherche extrême, et courait se montrer dans les lieux publics avec un costume toujours nouveau. Dans ses appartemens, il n'était occupé qu'à se mirer continuellement, comme Narcisse. Il dépensa des sommes considérables à son père, qui le chérissait tendrement, et dont il était l'unique fils. Il finit par tomber dans des accès de manie furieuse, qui se convertirent en un idiotisme incurable.

Le fat sert communément de risée au philosophe et à l'homme sensé. Quelle que soit notre tolérance, comment supporter de sang-froid un être qui s'avilit jusqu'à s'égayer sur les difformités physiques de son prochain, jusqu'à railler la vieillesse ou à violer le respect dû aux femmes; qui ose se prévaloir des avantages précaires de la jeunesse et des agrémens futiles qu'elle donne? Toutefois, au milieu de ses inconséquences, le fat s'estime heureux, et son bonheur est toujours paisible. Il est même ravi de se voir l'objet des caricatures et de la censure comique : on prononce partout son nom; c'est ce qu'il ambitionne; il croit d'ailleurs que la moquerie est une arme qui n'appartient qu'à lui.

C'est sans doute une bien triste folie que celle dont je ne présente ici qu'une faible esquisse.

Il est néanmoins consolant de faire observer qu'elle n'est point, comme tant d'autres, une maladie incurable. Elle s'affaiblit à mesure que l'on avance dans la carrière de la vie : il arrive un temps où le jeune fat est détrompé de tout, même de lui. Les sollicitudes, les tribulations de l'existence privée, le sérieux de l'hymen, les devoirs envers sa famille, les soins domestiques que réclame la conservation de nos biens, les vicissitudes de la fortune, les leçons du malheur et celles de l'expérience, les faux calculs, les mécomptes, les reproches de la conscience, les infirmités de la vieillesse, la goutte, l'hypocondrie, tout concourt à ramener son esprit vers les idées saines dont la fougue de la jeunesse l'avait momentanément éloigné. Il n'y a que la vanité qui soit de tous les temps, de tous les âges et de toutes les situations : elle suit l'homme jusqu'à sa dernière heure ; elle se montre dans ses dernières volontés, dans ses dernières paroles, jusque sur la pierre de son tombeau.

CHAPITRE VI.

DE LA MODESTIE.

Le mot dont nous nous servons pour désigner cette précieuse vertu a diverses acceptions dans notre langue. La modestie est en général un mouvement prompt et délicat de notre âme, qui s'effectue en sens contraire de la vanité et de l'orgueil des hommes : c'est en quelque sorte la pudeur de l'esprit. C'est le résultat d'une susceptibilité nerveuse qui nous porte à nous cacher aussitôt que nous sommes exposés aux regards d'autrui. Souvent ce n'est qu'un voile dont on couvre adroitement son amour-propre.

La véritable modestie suppose néanmoins dans celui qui l'éprouve un sentiment de défiance relatif à l'état de ses forces et de ses moyens. Ce sentiment plaît en général à tous les hommes, parce qu'il laisse en paix leurs prétentions, parce qu'il ne soulève aucun amour-propre, parce qu'il annonce que l'individu dont il s'agit est au-dessus de toutes les faiblesses qui dégradent notre triste humanité. Le bonheur vous environne, la fortune vous a souri, la nature vous a comblé de ses dons; soyez modeste, si vous voulez que les autres supportent votre présence et les avantages qu'elle leur rappelle.

Etre modeste, c'est donc savoir contenir le mouvement le plus impétueux de notre âme, qui est la vanité; c'est envisager avec douceur l'orgueil et la présomption de nos semblables; c'est leur attribuer une grande supériorité sur nous-mêmes; c'est faire des concessions continuelles à leurs prétentions; c'est s'assujettir à toutes les déférences qu'inspire la conviction complète où nous sommes de leurs qualités et de leur mérite; c'est professer en toute occasion notre insuffisance, soit par nos actions, soit par notre maintien; c'est surtout être sage dans nos opinions, autant que réservé dans nos discours; en effet, il est une multitude d'hommes qui ne doivent leur réputation de modestie qu'au prestige de leur modération ou à la magie de leur silence.

Toutefois cette modestie de paroles n'est souvent que le manteau d'un immense orgueil. Telle était sans doute celle de Zénon dans une circonstance dont Plutarque a fait mention. Un riche Athénien donnait une grande et magnifique fête aux ambassadeurs du roi de Perse. Pour mieux intéresser ses convives, il avait invité tous les philosophes de la ville. Ceux-ci avaient mis tout en œuvre pour faire concevoir à ces nobles étrangers la plus haute idée de leur science et de leur doctrine. On avait éloquemment disserté sur la nature des atomes, sur la formation de l'univers, sur la théorie du bonheur, etc. Pendant tout ce temps, Zénon seul s'obstinait à garder le silence. Les ambassadeurs, surpris, l'interpellèrent en lui disant : Et de vous, Zénon, que rapporterons-nous au roi notre maître? *Rien*, répondit froidement le chef de l'école du Portique, *si ce n'est que vous avez rencontré dans Athènes un vieillard qui savait se taire.*

La modestie est une vertu tout-à-fait obligatoire dans l'ordre social. Il est impossible que deux individus, tant soit peu policés, se rencontrent sans s'incliner réciproquement l'un devant l'autre. Examinez surtout deux auteurs qui se complimentent; ce sont des aveux d'une condescendance mutuelle qui ne tarissent pas. Il est de convention qu'il faut nous humilier quand on nous loue. C'est une remarque curieuse pour le physiologiste observateur que celle de l'homme le plus vaniteux du monde qui se défend néanmoins avec obstination contre les éloges qu'on lui prodigue, qui se déclare indigne des égards qu'on lui témoigne, qui raconte toutefois avec une surprise simulée la réception qu'on lui a faite à la cour, qui montre les lettres honorables qu'on lui écrit encore de toutes parts, qui parle sans cesse des faveurs qui lui surviennent, pour ainsi dire, à son insu, etc. Ces subterfuges de l'amour-propre se remarquent à chaque instant dans le commerce des hommes.

Vous voulez réjouir une grande assemblée; vous voulez charmer à la fois le goût et l'oreille de vos amis : pour donner plus d'éclat à cette réunion, vous appelez ce joueur de harpe consommé qui fait entendre les accords d'Amphion, et qui est en possession de tous les suffrages ; vous attirez dans vos amusemens du soir cette sirène fameuse qui est la merveille de tous les concerts. Ils sont à peine près de vous qu'ils prennent déjà divers prétextes pour retarder l'heure fortunée de leur triomphe et de vos plaisirs. Quelle peine vous avez pour qu'ils se déterminent à vous donner des preuves non équivoques du talent qui les distingue ! Vous surmontez enfin cette première résistance par vos prières et vos supplications réitérées. C'est ainsi qu'une modestie convenue imprime un caractère de bienséance à nos relations les plus agréables.

Ces convenances sociales sont autant de règles auxquelles il faut s'assujettir dans la vie civile, et qu'une bonne éducation nous apprend à ne jamais enfreindre : les ignorer, c'est s'exposer à la censure. De là vient que ceux qui ont profondément médité sur les passions du cœur humain et sur les rapports qui nous lient avec nos semblables, prennent le parti d'être modestes. Les académiciens les plus chéris sont ceux qui parlent peu et qui s'abstiennent d'endoctriner leurs contemporains. Si celui d'entre eux qui a la malheureuse habitude de disserter et de faire étalage de son savoir pouvait entendre toutes les épigrammes dirigées tout bas contre sa personne, comme sa contenance serait intimidée ! J'ai quelquefois assisté à ces séances solennelles où chacun de ces savans renommés s'imagine être contraint d'apporter le tribut de ses grandes lumières. Il est curieux de voir comme celui qui cherche à s'emparer de l'attention générale est tout à coup en butte à la réaction d'une multitude d'amours-propres. Quelle diversité dans les physionomies de ceux qui l'écoutent ! plusieurs le fixent d'un air dédaigneux, mais très peu l'honorent d'un regard approbateur. Il en est qui s'occupent du soin de réfuter toutes les assertions qui lui échappent, et qui épiloguent ses moindres expressions. On s'abandonne en général à toutes les saillies, à tout l'enjouement d'une amère critique.

S'il se trouve dans cette assemblée quelques auditeurs de nature indulgente, ils sont presque toujours distraits ou inattentifs. Combien n'en voit-on pas d'ailleurs qui languissent dans une inaction léthargique! Il est aisé d'apercevoir déjà tous les écueils auxquels on s'expose dans une situation aussi étrange. C'est en effet comme si l'orateur disait aux assistans : « Vous ignorez des choses « que je puis vous apprendre ; j'ai des droits à votre « admiration aussi-bien qu'à votre reconnais- « sance. » Or, cette confession tacite d'une prééminence que l'on s'arroge choque manifestement les prétentions d'autrui. Certes, il faut être parvenu à un rang bien élevé dans l'opinion des hommes pour ne pas subir en pareil cas tout le blâme que l'on mérite.

Les philosophes de nos jours devraient tenir école pour inspirer à leurs contemporains cette modestie morale qui est le garant du bonheur et de la tranquillité de l'homme sur la terre; ils devraient leur apprendre à se tenir dans l'ombre, particulièrement à la jeunesse, qui est presque toujours vaine et superbe. Rien ne s'oppose tant à la sociabilité que cette assurance présomptueuse que donne au maintien d'un individu la possession d'une place, d'un rang, d'une immense richesse, l'attribut d'un talent que personne ne conteste, etc. La modestie convient surtout à tous les hommes que les circonstances ou leur mérite personnel ont fait parvenir à quelque haute fonction de l'ordre civil, à tous ceux qui font partie des castes privilégiées de l'État, etc. Ils doivent éviter de se montrer dans les lieux publics avec les marques des dignités dont ils se trouvent revêtus. Il est messéant de ne pas cacher son luxe et sa grandeur. Il faut marcher sans bruit sur la route de l'ambition, quand on ne veut pas réveiller l'envie.

Pour exciter la sympathie et mériter l'approbation des hommes, la modestie doit être sincère autant qu'ingénue. Elle doit avoir, s'il est permis de s'exprimer ainsi, toute son innocence et toute sa candeur. On se souvient de ce bon et vénérable Ducis, qui se défiait tant de lui-même, qui consultait sur ses ouvrages les jeunes poètes de son temps, qui disait qu'on pouvait prendre des leçons même d'un enfant. On n'a pas oublié le docteur Roussel, homme simple et naïf, justement surnommé le La Fontaine des médecins, qui ne sut jamais ce qu'il valait, qui fuyait sans cesse un monde dont il était aimé, qui refusa toutes les offres du grand Frédéric; qui, devenu l'ami et le pensionnaire de madame Helvétius, se réfugiait dans les bosquets, dans les chaumières des villageois, toutes les fois qu'il arrivait de grands personnages en visite chez sa respectable bienfaitrice. Je rapporte ces différens traits, parce qu'on aime à voir le talent qui s'ignore. On applaudit toujours à cette réserve de l'âme, à cette retenue de l'esprit qui fait éclater le véritable mérite par l'effet du contraste qu'elle nous présente.

On peut appliquer à la modestie ce que Bacon disait du silence, qu'elle donne du poids aux actions et du crédit aux paroles. En effet, elle a tout le prestige de ces voiles qui semblent ajouter du prix aux objets qu'ils nous dérobent, et qui irritent notre curiosité par le charme secret d'une prévention favorable. Elle agit sur l'imagination, qui elle-même a tant d'empire sur la pensée. L'homme n'est jamais jugé plus grand que lorsqu'il semble se soustraire aux regards de ceux qui l'observent ou qui le cherchent.

La modestie a bien d'autres avantages : elle nous met à couvert des traits de l'envie; elle réconcilie les vainqueurs avec les vaincus; elle resserre et fortifie toutes les inclinations; elle répand sur la société entière une sorte de douceur et de tolérance qui en augmente le charme et l'agrément. « Qui que tu sois, disait un philosophe

de la Grèce, si tes écrits t'ont rendu célèbre,
porte humblement ta renommée. Fais surtout
mystère de ta demeure : l'art d'être heureux est
l'art de se cacher. »

CHAPITRE VII.

DU COURAGE.

C'est le nom que l'on donne à un sentiment placé par l'opinion au rang des plus nobles attributs de l'homme. Il consiste le plus souvent à braver, à affronter un danger que le commun des individus n'envisage qu'avec crainte. Le cerveau joue un rôle manifeste dans l'exercice de cette faculté : il combine avec plus ou moins de vitesse ses moyens de résistance. Le danger disparaît alors, parce qu'il est soudainement jugé moins grand que les moyens qu'on a de le surmonter.

Le courage est donc la faculté de vaincre le sentiment ordinaire de la peur, ce trouble de l'âme qui se manifeste à l'aspect de quelque péril vrai ou imaginaire. Il tire son origine de l'état de confiance où se trouve celui qui l'éprouve. L'homme reste alors sans effroi, et sa sécurité est établie sur l'habitude qu'il a de s'exposer à ce qu'il devrait le plus redouter. Tel est, par exemple, un général d'armée qui a assisté à plusieurs batailles.

Le courage est une émanation de cette force de résistance vitale dont la nature a doué tous les êtres sensibles. Ceux qui ont voulu expliquer et apprécier ses phénomènes d'après le volume du cœur, ou d'après l'état plus ou moins robuste de l'organisation, ont mal indiqué les véritables sources de ce généreux sentiment. Le courage, au contraire, semble avoir été départi aux espèces vivantes en compensation de l'infériorité des forces physiques. De là vient que tant d'hommes de petite taille, ou d'une constitution frêle et délicate, en sont éminemment pourvus.

Selon le besoin, la nature a dispensé plus ou moins libéralement le courage aux êtres vivans. La faim le développe chez les animaux carnassiers, qui, pour se nourrir, doivent toujours se disposer à l'attaque. Chez l'homme, cette passion est communément le résultat d'une impulsion purement morale. Tous les sentimens louables qui sont l'apanage de l'espèce humaine viennent, pour ainsi dire, à son appui. Combien n'est-il pas d'individus qui, sans autre mobile que la compassion, s'exposent volontairement pour arracher leurs semblables à un danger manifeste! Nous avons vu naguère un homme courbé sous le poids des années se jeter à la nage pour recueillir un enfant qui allait devenir la proie des vagues.

Quoique le courage soit une passion primitivement personnelle, elle n'en exerce pas moins la plus heureuse influence sur la vie de relation. En effet, dans l'état social, elle est journellement mise en action pour l'avantage de nos semblables. Le lion, qui est le plus généreux des animaux, ne combat que pour sa progéniture ; mais l'homme emploie toutes ses forces à la défense de ses égaux, de sa patrie, de ses alliés, etc. C'est parce que le courage place au premier rang celui qui en est doué, que tant de poltrons se vantent d'en avoir ; c'est parce que cette faculté est utile à la conservation des autres qu'on prodigue tant de louanges aux gens de cœur.

Comme le courage est une passion franche, et qu'elle agit sans ruse et sans détour, cette passion s'exprime communément par une démarche noble et assurée, par une aisance naturelle dans tous les mouvemens, par la dignité des manières, par le calme imposant qui règne dans le maintien, par une sorte d'autorité dans le geste et dans le regard, par un air de grandeur exempt d'orgueil et d'ostentation, par une loyauté constante dans tous les actes de la vie. C'est surtout chez les hommes de guerre qu'il est intéressant pour le physiologiste d'observer les résultats physiques du courage humain. Il y a quelque chose de superbe et de fier dans toutes les attitudes de ce magnanime capitaine qui conduit ses soldats à la victoire. Il promène un œil de feu sur des milliers de bras dont les muscles s'agitent au gré de sa volonté. Il est beau de voir toutes ces puissances individuelles s'avancer à l'ombre de son courage, et y puiser leur principe d'action et de mouvement.

Le courage donne une sorte de fièvre qui se transmet instantanément comme la peur. Ses impulsions, ainsi que celles de toutes les passions fortes, augmentent de violence en se communiquant. C'est ainsi que les hommes réunis sur le champ de bataille s'excitent réciproquement au combat.

Cette confiance qui est le résultat d'une inspiration mutuelle, et sur laquelle repose essentiellement la noble faculté dont il s'agit, se manifeste jusque dans l'instinct des animaux. Le tigre fuit avec la vitesse et la pusillanimité d'un cerf à l'aspect des chiens sauvages du Bengale qui ne marchent que par troupes, et qui, devenus redoutables par leur réunion, lui déclarent une guerre à mort. Quand les vautours affamés voyagent ensemble, on les voit quelquefois fondre sur de grands animaux, quoiqu'ils soient lâches

de leur naturel, et qu'ils ne se nourrissent habituellement que de la chair des cadavres. On a
publié l'histoire d'un malheureux Européen qui
s'était égaré dans les déserts de la Guyane. Il fut
attaqué par des légions de fourmis, qui, aussi
nombreuses que des grains de sable, couvraient
un long espace de terre. Malgré les efforts qu'il fit
pour se défendre, il fut totalement dévoré par ces
insectes, qui avaient puisé dans leur association
une audace incroyable. C'est ainsi que les abeilles
s'élancent avec impétuosité et de concert sur l'ennemi qui vient troubler les travaux de la ruche.

L'homme agrandit son courage par toutes les
facultés de son âme. Aucun animal ne se défend comme lui avec des armes dont il est le
créateur. C'est l'homme qui a inventé l'art terrible de se ranger en bataille; c'est lui qui sait
donner un but, une intention à une grande armée,
et qui fait passer dans l'âme de son coursier son
ardeur belliqueuse; c'est lui dont la voix commande et fait obéir des milliers de bras au même
signal : il est l'inventeur de ces foudres d'airain
qui font écrouler nos remparts, et qui répandent
autour de nous une terreur plus funeste que celle
des volcans. Le courage étant, comme je l'ai dit
plus haut, une faculté du système sensible, la
coutume qu'on a de le provoquer par les sons

d'une musique bruyante contribue encore à le fortifier. Dans tous les temps on s'est servi de ce moyen pour mener les guerriers au champ d'honneur. Comme il y a quelque chose de spontané dans l'exercice d'un si beau sentiment, l'effet de cette harmonie est moins de flatter l'oreille que d'arrêter la puissance de la réflexion et de placer l'homme au-dessus de toutes les craintes.

Il est des philosophes qui ont prétendu que le courage pouvait s'enseigner, et qui ont proposé d'établir des écoles pour atteindre un but aussi avantageux. Il est certain que le courage a aussi son expérience et ses préceptes. C'est dans le temps de la jeunesse, c'est dans l'âge de la présomption et des ressources, c'est quand la vie surabonde dans les organes, c'est quand le sang bouillonne dans les artères, qu'il convient de procéder à ce noble et glorieux apprentissage. Le courage prend donc sa place parmi celles de nos facultés qu'on peut perfectionner comme nos membres, à l'aide de l'exercice et des épreuves.

La première source du courage humain dérive sans contredit de cette passion extraordinaire qu'on nomme *enthousiasme*, et qui a peuplé la terre de héros. Mais peut-on parler de cette passion sans y mêler les souvenirs de la chevalerie française? C'était sans doute une grande idée que celle qui consistait à n'user de la force que pour le service de la faiblesse, à tempérer la férocité des combats par la plus loyale générosité, à mettre enfin sous la protection des armes terribles de la guerre le plus doux sentiment de notre existence. Non, jamais le courage ne fut une faculté plus sublime ; jamais le courage ne mérita mieux le nom de *vertu*.

Nous sommes naturellement en admiration devant ces temps héroïques, et il serait peut-être utile de ressusciter des institutions dont l'unique but était d'ennoblir et de rehausser le sentiment du courage en l'associant à l'humanité. L'épée devenait plus chère au gentilhomme, quand elle lui avait été solennellement attribuée par la plus imposante des cérémonies. Les femmes surtout influèrent singulièrement sur la prospérité de ces mémorables coutumes. Ce sont elles qui avaient créé tous ces chevaliers sans peur et sans reproche dont on a tant préconisé les exploits.

L'exercice des tournois fortifiait le corps en donnant plus d'énergie à l'âme. Rien n'était négligé pour encourager ces joûtes qui amusaient les spectateurs par des chocs habilement combinés et des rencontres savantes. Les curieux de tous les âges, de toutes les conditions, accouraient en foule pour assister à de semblables fêtes. Le lieu de la scène était environné de galeries où siégeaient les parens, les étrangers venus des pays les plus lointains. Il y avait des places distinguées pour les premiers nobles de l'état, qui honoraient ce magnifique spectacle de leur présence. On voyait briller sous des tentes privilégiées des femmes d'une beauté ravissante, qui semblaient goûter à longs traits le plaisir du triomphe ou de l'espérance. Les gens des classes inférieures de la société montaient sur la cime des arbres, sur des tours ou sur les toits des plus hautes maisons, pour prendre leur part de l'émotion générale.

Bientôt les preux s'avançaient au son belliqueux de la trompette. Le hennissement des coursiers, les acclamations du peuple, le déploiement des bannières, les devises des étendards, l'agitation des lances, enflammaient tous les cœurs d'une généreuse audace. Ces jeux terribles étaient certainement destinés à fortifier, à entretenir le sentiment du courage, et leur intérêt paraissait s'accroître en raison directe du péril auquel s'exposaient les assaillans.

Au surplus, cette belle et louable passion offre mille formes, mille nuances à l'observation, selon les circonstances qui la développent. Il est un courage auguste, c'est celui que donne une grande infortune ; il est un courage passif, bien plus estimable que celui qui consiste à immoler ses égaux à son ressentiment, c'est celui qu'imprime la nécessité. A l'époque de nos dernières guerres, on voyait dans nos hôpitaux des militaires de tout rang subir les opérations les plus douloureuses sans pousser un seul cri, sans proférer une seule plainte. Un soldat contemplait avec une curiosité stoïque son bras fracassé, dont les chairs palpitaient encore à quelques pas de lui.

Le vrai courage, dit un de nos penseurs les plus ingénieux, *se sert autant de bouclier que d'épée*[1]. Pour se dérober aux proscriptions de Sylla, Jules César, à la fleur de ses ans, se réfugie chez Nicomède, roi de Bithynie. Quelque temps après, il rentre par mer et tombe dans les mains des plus cruels pirates. Il en éprouve si peu de crainte, qu'après avoir fixé lui-même le prix de sa rançon, il leur interdit de faire le moindre bruit, pendant qu'il va se livrer au repos. A son réveil, il joue avec eux, résiste à leurs volontés, les gourmande par intervalles, les associe à ses propres occupations, leur donne lecture de quelques vers qu'il a composés. Ceux-ci loin de

---

[1] *Principes de Philosophie et de Morale*, par M. le baron Massias.

s'en offenser, ne peuvent se défendre d'une sorte d'admiration pour le sang-froid imperturbable de ce jeune Romain. César passe plusieurs jours à la merci de ces brigands, sans que son courage en soit le moins du monde ébranlé. Il marche, s'agite, va et vient dans l'intérieur de leur vaisseau ; l'attitude de sa supériorité morale arrête et paralyse leur férocité.

. Enfin, ne faut-il pas sanctionner par une commune approbation cette valeur indispensable qui est partout fondée sur le point d'honneur ? Il n'y a rien d'insensé, quoi qu'on en dise, dans ce sentiment réfléchi, dans cet effort extraordinaire autant que sublime, qui nous fait affronter le trépas, pour nous sauver d'une honte indélébile. Mourir ainsi, c'est ennoblir toute sa vie. Le jour n'est supportable qu'à celui qui sait se relever du mépris. Mais je connais un courage plus grand encore : je veux parler de celui qui pardonne. Il fut pétri d'un limon céleste ce noble rejeton d'une race adorée, ce prince tant regretté, qui, au milieu des publiques désolations, demandait au roi la grâce de son assassin, pendant que le sang ruisselait encore de sa blessure.

Tels étaient, du reste, les dogmes que les Grecs allaient puiser jadis dans l'école de Zénon, ce

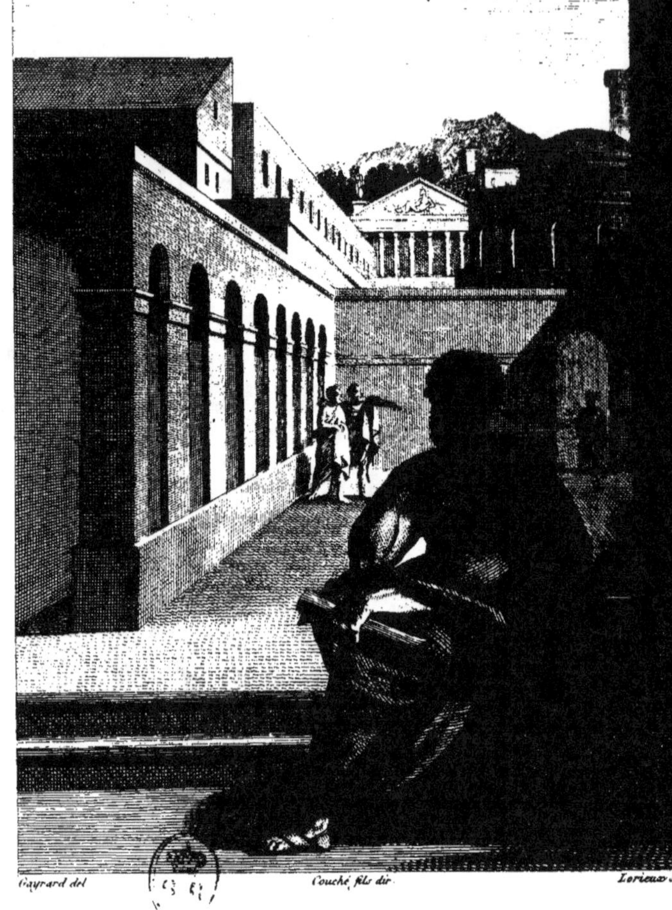

Zénon méditant sous le portique d'Athènes.

prince fameux de tous les adeptes du Portique
(*figure* 1.). Les disciples de ce grand philosophe
se félicitaient avec raison de subsister sans peur
comme sans tristesse. C'étaient les vrais sages de
l'antiquité; ce sont eux qui instruisaient l'homme
à triompher des faiblesses inhérentes à la fragile
humanité, et à s'immoler sans cesse à la pratique
des choses honnêtes. Ils regardaient comme cri-
minelle toute action qui était le résultat de la
crainte. Les tyrans ne pouvaient rien contre eux;
ils étaient de fer pour la résistance. Environnez
les stoïciens de tous les fléaux de l'univers, assem-
blez sur eux toutes les tempêtes, portez le fer et
la flamme dans leurs possessions, ils demeurent
impassibles, et leur vie entière est en harmonie
avec leur doctrine. Jamais les stoïciens ne s'a-
vouent vaincus et ne prennent volontairement
les chaînes de la servitude. Il en est même qui
se montrent tellement insensibles aux accidens de
la fortune et du sort, qu'on croirait que leur
corps est dénué de nerfs et que leur âme est en
léthargie.

Zénon était devenu la providence d'Athènes;
son âme brûlante inspirait sans cesse l'émulation
et l'industrie, le courage et la valeur. Il n'a rien
enseigné qui ne fût utile, il n'a rien exécuté qui
ne fût grand; il regardait la vertu comme le pre-

mier instrument de la félicité des peuples, et il ne cherchait à éclairer l'intelligence que pour mettre un frein aux passions les plus impétueuses de l'homme. Il voulait imprimer aux mœurs une harmonie analogue à celle qui règne dans la marche et les révolutions des corps célestes.

Quelle fut surtout la supériorité de son auditoire sur celui d'Épicure! On ne le trouvait jamais, comme ce dernier, dans des jardins délicieux, justement comparés par un ancien à ces iles enchanteresses où la voix des sirènes attirait les navigateurs pour les dévorer comme des victimes. On ne voyait point auprès de lui cette jeunesse présomptueuse, pleine de confiance et d'orgueil, sans cesse égarée par les prestiges décevans d'une doctrine mensongère. Ses disciples étaient, pour la plupart, des hommes parvenus à l'âge mûr, presque tous enveloppés de leur manteau ou revêtus des couleurs sombres du deuil, qui venaient chercher un refuge dans le temple de la philosophie. C'étaient des citoyens maltraités de la fortune, et qui avaient été en butte à la persécution de leurs semblables; des individus bannis qui avaient enduré l'affront de la servitude, et qui portaient encore les cicatrices de la tyrannie; de vieux guerriers qui fuyaient une patrie ingrate; des époux trahis; des pères abandonnés;

des amis lâchement trompés; souvent même des souverains détrônés ou des magistrats dépouillés du pouvoir, qui cherchaient des consolations et venaient endurcir leur âme contre les revers. Parmi ces auditeurs on en comptait même un grand nombre dont la vieillesse avait ridé le front; en sorte que cette école ressemblait parfois à un congrès de philosophes réunis pour l'instruction de l'univers. Zénon régnait sur eux comme sur lui-même; il leur apprenait à supporter la vie, à conserver la patience, la liberté, l'égalité de l'âme; à s'affranchir des appréhensions de l'esprit; à ne succomber ni aux voluptés; ni aux douleurs; à se montrer inflexibles contre la corruption; à braver la mort; à s'élancer sans trouble au milieu des occasions les plus périlleuses; à rester debout sur les ruines de la fortune.

Qu'y a-t-il de comparable à cet héroïsme, qui fut dans tous les temps l'apanage des philosophes du Portique? Il est des âmes qui semblent destinées à imprimer le mouvement à toutes les autres. Que ne pourrait un homme doué d'un génie tel que celui de Zénon! Si son école pouvait se reformer de nos jours dans le sein d'Athènes, cette ville fameuse verrait bientôt relever ses murailles; elle s'étonnerait du retour de sa gloire. Mille bras industrieux rameneraient l'espérance dans ses vallées, et mettraient à profit tout ce que le ciel a fait pour elle ; le Pirée verrait affluer des vaisseaux qui lui apporteraient le tribut des plus lointaines contrées ; la lyre des poètes reproduirait ses immortels accords ; les savans surtout feraient revivre cette belle législation qui charme encore tant de souvenirs. Ah! s'il est vrai que le courage fut dans tous les temps la grande lumière de l'adversité, que manque-t-il donc à ce peuple, que les fers de la plus odieuse servitude n'ont pu dégrader ni avilir? l'appui des cœurs généreux et l'affranchissement de sa pensée. Défendez les Grecs; donnez-leur des lois et des institutions; agitez devant eux l'auguste poussière de leurs aïeux, ils auront bientôt une patrie.

Je n'ai point encore parlé du courage inspiré par la religion; j'ajouterai même par le fanatisme. Presque toutes les nations de l'Europe fourniraient les traits les plus remarquables à ce sujet. Cette faculté a dû se déployer d'une manière funeste et terrible parmi les hommes, aussitôt qu'ils se sont créés des dieux vengeurs, cruels et jaloux. Toutefois, la religion bien éclairée épure le sentiment du courage; elle lui ôte tout ce qu'il peut avoir de vulgaire et de personnel. Elle rehausse les motifs des penchans les plus grossiers de l'organisation. Elle imprime à l'âme humaine des élans qu'on ne saurait comparer avec aucune des émotions ordinaires de la vie.

C'est surtout chez les martyrs de la religion chrétienne qu'il faut admirer cette intrépidité passive, cette résignation absolue autant qu'immuable au sein des plus grandes calamités; ces chants d'allégresse, ces joies saintes au milieu des épreuves les plus déchirantes; ce calme imperturbable qui déconcerte une injuste fureur, ces victoires réitérées sur les passions les plus fougueuses qui tyrannisent notre existence, cette abnégation constante de toutes les jouissances, ces mortifications incompréhensibles, cet abandon total de la volonté, ce noble dédain des choses de la terre qui nous élève jusqu'aux régions de l'infini, ces sacrifices de tous les momens au culte évangélique. Est-il en effet une puissance morale qui fasse éclater des sentimens plus purs et plus magnanimes?

Nous en avons dit assez, ce me semble, pour démontrer que ce beau mouvement de notre organisme, quand il est dirigé par la raison, est celui qui mérite le plus de gloire. Ainsi la guerre, qu'on croirait être l'effet de la violence ou de la haine, devient, au milieu de la société, l'exer-

cice habituel de tous les cœurs nobles et généreux. L'homme a besoin de faire éclater son courage, comme toutes les autres qualités de son
âme : les premiers jeux de son enfance sont déjà
des luttes et des combats, preuve manifeste de
cette destination importante ; c'est parce que
l'homme vit au milieu des périls, que le ciel l'a
fait brave et belliqueux.

Ainsi donc, sous quelque point de vue que
l'on considère le courage, cette faculté est d'un
prix inestimable pour la conservation de l'espèce
humaine. Elle est une source de vie pour le corps
politique ; dans l'état social, c'est le bouclier que
la philosophie donne à l'infortune ; c'est le rem-
part de la vertu opprimée. On remarque même
que cette passion salutaire influe souvent sur la
durée de notre existence physique, et sur le retour
de la santé dans les maladies. Il est prouvé par
des faits irrécusables qu'on peut triompher des
atteintes de la destruction, ou retarder du moins
le dépérissement des organes, en bannissant toutes
les craintes, en imprimant plus d'énergie à la
volonté. L'expression vulgaire de *se laisser mourir* vient sans doute de ce que tant de gens succombent par un effet inévitable de leur faiblesse
ou de leur lâcheté. Les prêtres d'Esculape avaient
observé que les stoïciens obtenaient une plus

longue vie que les autres humains, et que le temps
seul pouvait les abattre.

Il n'appartient qu'à l'homme de perfectionner
le sentiment du courage et de l'élever sans cesse
au-dessus des pures impulsions de l'instinct. On
dirait qu'une intelligence supérieure le conduit
avec sûreté à travers les chances et les hasards.
C'est ainsi qu'Homère fait sortir la prudence du
cerveau d'un vieillard, pour modérer ce qu'il y a
de trop bouillant dans cette passion généreuse.

Le courage prend d'ailleurs la teinte des mœurs
et le caractère de la civilisation ; il suit en quelque
sorte tous les degrés de l'âme irritée ; il puise sa
force ou sa durée dans les motifs qui l'excitent ou
le réveillent ; s'il est inflexible dans la vengeance,
il se tempère et devient généreux après la victoire. Il fallait bien que cette faculté subît une
multitude de modifications dans l'être qui doit
combattre spécialement avec son génie et sa raison, qui doit combiner ses plans d'attaque ou de
défense, conclure des trèves ou consentir des
traités d'alliance.

Il est des races, dans les états monarchiques,
auxquelles le courage est particulièrement im-
posé, et nul des individus qui leur appartiennent

ne saurait descendre dans la tombe sans payer son tribut de vaillance à l'opinion. C'est le courage qui a édifié toutes les grandes renommées de l'histoire. C'est cette puissance morale qui fait briller l'homme aux yeux de son semblable, et qui l'environne d'une sorte de culte. C'est par elle que de simples mortels se sont rendus les arbitres du bonheur des autres, et qu'ils ont mérité les honneurs divins.

LE
PAUVRE PIERRE.

AVERTISSEMENT.

____

*I*L *faut honorer la grandeur morale, sous quelque forme qu'elle se présente. D'après cette considération, la destinée du pauvre Pierre est digne d'un intérêt particulier. Il n'est donc pas étonnant que son existence mystérieuse ait excité la curiosité d'une multitude de personnes; mais il serait difficile de la satisfaire, attendu que cet infortuné vieillard est mort sans faire la moindre révélation sur ce qui concernait sa famille. Il n'aimait pas les questions, et n'y répondait presque jamais. « Vous ne saurez pas qui je suis, disait-il à ceux qui l'interrogeaient; il y a cinquante ans que je cache ma vie, et je cherche un lieu pour cacher ma mort. »*

Le pauvre Pierre était un mélancolique

exalté, une espèce de philosophe ambulant,
tout-à-fait retiré en lui-même, et qui n'esti-
mait rien de ce qui tient le vulgaire en admiration. Il ne pouvait occuper long-temps la
même place ; le mouvement était son bonheur et sa vie. Quelques personnes prétendaient avoir obtenu sa confiance, et le donnaient comme un gentilhomme breton qui
avait déserté la maison de son père bien
avant l'époque de la révolution française.
Ce qu'il y a de certain, c'est que son éducation avait été très soignée, et qu'il possédait
très bien plusieurs langues anciennes et modernes. Il récitait des fragmens de l'Iliade
et de l'Odyssée. Il se comparait à Ulysse,
parce qu'il avait erré comme ce héros sur
toutes les mers. Dans son fol enthousiasme
pour Zénon, il avait adopté la doctrine du
stoïcisme ; mais il nous disait familièrement
qu'il ne fallait pas juger cette doctrine telle
qu'elle nous a été transmise dans les livres ;
qu'elle avait été dénaturée, et surtout calom-
niée par les épicuriens. D'ailleurs, il préten-

dait l'avoir corrigée et améliorée dans plusieurs points.

Le pauvre Pierre avait été militaire, si
l'on en juge par les cicatrices nombreuses dont
sa poitrine était couverte. Depuis son retour
d'Afrique, il avait l'habitude de demander
l'hospitalité dans les lieux les plus obscurs de
Paris, quand il n'avait pas une obole pour
subsister. Jamais pourtant son courage ne
l'abandonnait. Il avait vécu long-temps en
donnant des leçons d'arithmétique aux enfans des pauvres. Il avait exercé la même
industrie dans l'intérieur des vaisseaux, pendant ses voyages maritimes.

Ce stoïcien réformé, supérieur à tout,
même à la crainte, avait pris l'ascendant
le plus remarquable sur tous ceux qui l'entouraient. Ce qui ajoutait à l'empire de ses
paroles, et lui donnait en quelque sorte une
éloquence de situation, c'est qu'il se trouvait
au milieu d'une multitude d'hommes qui

avaient subi comme lui toutes les chances
de la mauvaise fortune. Par l'effet du hasard, l'hôpital Saint-Louis servait alors de
refuge à plusieurs gens de lettres, que d'a-
mers souvenirs tourmentaient, aussi-bien que
les infirmités de la vieillesse. On remarquait
entre autres, parmi les individus qui assistaient aux leçons de notre philosophe, le
laborieux traducteur de toutes les œuvres de
Bacon; un jurisconsulte retiré depuis long-
temps des affaires, et qui composait des thèses
pour les étudians, moyennant une très légère
rétribution; des réfugiés venus à Paris pour
se soustraire aux suites des troubles qui
avaient agité la ville de Naples; surtout un
poète improvisateur fort émerveillé de l'éloquence de Pierre; il y avait enfin un peintre
assez habile, et quelques autres artistes plus
ou moins estimables.

Le pauvre Pierre était suivi par un chien
fidèle qui avait l'air de souffrir de ses peines,
et qui ne voyait que lui dans la nature. Cet

animal était, comme son maître, endurci à toutes les fatigues, et d'une sobriété surprenante. Il fut légué par testament à un lépreux qui n'a jamais voulu s'en séparer, et qui l'a emmené depuis ce temps dans les colonies.

Notre malheureux vieillard mourut après quinze mois de séjour à l'hôpital Saint-Louis. Son corps s'était, pour ainsi dire, desséché par l'activité de son âme. L'histoire de ce singulier personnage intéresse parce qu'elle est vraie; il faut la regarder comme une sorte de supplément au chapitre du courage : c'est un épisode destiné au délassement de mes lecteurs dans un livre écrit avec les formes sévères de la philosophie. Il ne m'a pas été permis d'être plus simple dans le récit de ses aventures ; ce n'eût plus été le pauvre Pierre qui s'exprimait toujours par images, et qui n'était pas plus modéré dans son langage que dans ses opinions. Je le reproduis donc ici tel que je l'ai vu et entendu.

Ce genre d'exaltation ne doit pas surprendre ceux qui savent qu'au seizième siècle, époque à laquelle toutes les écoles retournaient à l'étude des anciens, on observa pareillement, dans les hôpitaux de France et d'Allemagne, un grand nombre d'enthousiastes ou de mélancoliques dont les idées fixes et prédominantes avaient pris naissance dans les doctrines philosophiques des Grecs. Il n'est pas étonnant que le même phénomène se soit présenté de nos jours.

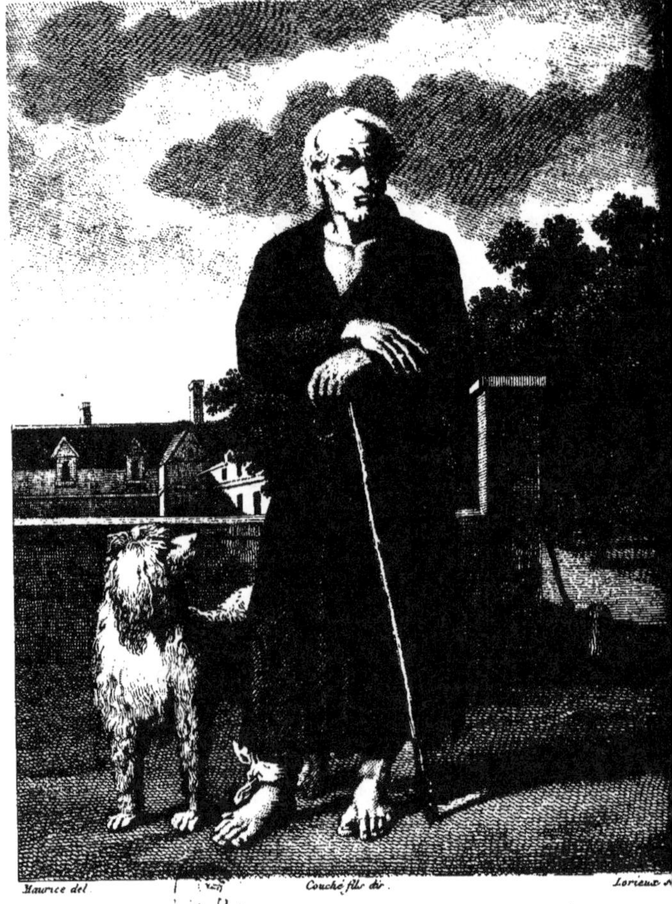

Le pauvre Pierre à l'hôpital S.ᵗ Louis.

PAUVRE PIERRE.

(Fig. ii.)

> Abandonne ta vie à Dieu : même au
> sein du malheur, qu'il soit encore
> l'objet de ta louange !
>
> (*Maxime du pauvre Pierre.*)

Il y a plusieurs années qu'on vit paraître à l'hôpital Saint-Louis un individu qui ne se donnait d'autre nom que celui de *Pierre*. Il s'obstinait à ne pas révéler le lieu qui l'avait vu naître. Il gardait pareillement un profond silence quand on l'interrogeait sur sa profession, sur ses habitudes, sur ses souffrances présentes et antérieures. Il avait une figure noble et des manières peu communes. La dignité de son maintien, le charme de ses discours, étaient en opposition manifeste avec l'état de misère où il se disait plongé. Ses vêtemens tombaient en lambeaux ; ils étaient serrés et contenus dans une large ceinture noire. J'avoue que cet homme m'intéresssa vivement; il produisit sur moi l'effet d'un philosophe qui aurait hérité du vieux manteau et de la robe déchirée de Zénon. Il était armé d'un bâton noueux à la manière des pélerins, et se faisait suivre par un chien qui léchait par intervalles les plaies de ses jambes meurtries par la fatigue et par les longues excursions qu'il avait entreprises chez les nations étrangères. Nous avons su depuis qu'il était tellement dominé par le goût des voyages, qu'il n'y avait pas un seul point du globe qu'il n'eût visité et parcouru.

Voici quel était en somme le portrait de ce mystérieux personnage. Sa taille était haute, ses bras musclés et vigoureux. La fierté régnait dans ses regards; il se présentait toujours dans l'attitude d'un homme qui a banni toute crainte de son esprit, et qui est prêt à braver tout ce qu'il rencontre. Il avait la voix forte et sonore; son vieux front était

animé par la pensée et par cet air vénérable
que donne l'habitude de la méditation : il
s'exprimait d'ailleurs avec beaucoup d'élégance dans la langue française, sans qu'on
pût reconnaître dans sa conversation l'accent
d'aucun idiome particulier. Le teint de sa
face était noirci par les feux du soleil, ce qui
lui donnait une sorte de ressemblance avec
celui d'un Égyptien. Cet inconnu excita singulièrement notre sollicitude et notre commisération. Nous crûmes devoir lui accorder un asile, ainsi qu'au courageux animal
qui s'était rendu le compagnon fidèle de ses
malheurs.

Étrange effet de la force morale et de la
puissance du caractère! en quelques jours,
Pierre prit un tel ascendant sur cette multitude d'infortunés qui partageaient son triste
sort, que tous le regardaient avec une sorte
de crainte respectueuse. Les cours de l'hôpital Saint-Louis sont plantées d'arbres,
qui, pendant les chaleurs de l'été, offrent

une ombre salutaire aux malades, lorsqu'ils ont besoin de calme et de repos. C'est là que notre philosophe tenait tous les jours une espèce d'école; c'est là qu'il venait donner des leçons de courage, de résignation et de stoïcisme. On croyait voir en lui un envoyé de la Providence. Un grand nombre d'hommes, longuement affaiblis par les plus graves infirmités, des vieillards, des aveugles, des paralytiques, se traînaient avec empressement à son auditoire, et ranimaient à son entretien les restes d'une vie frêle et languissante. Les malheureux ont besoin d'écouter et de croire. Dès qu'il paraissait, on se rangeait en foule autour de lui; on l'interrogeait, et on attendait impatiemment ses réponses; il inspirait une telle confiance, qu'on ne se lassait pas de l'entendre. Plus les hommes ont à souffrir, plus ils se trouvent disposés aux impressions puissantes de l'éloquence qui les rassure. Quel parti ne pourrait-on pas tirer de ce prestige consolateur dans des lieux de refuge où la douleur se

présente sous toutes ses formes, où toutes
ses victimes se trouvent rapprochées et, pour
ainsi dire, confondues pêle-mêle comme dans
le tombeau!

Avec quel bonheur on voyait arriver le
coucher du soleil, qui était l'annonce ordinaire des leçons que devait donner notre
philosophe stoïcien! C'est au clair de la lune,
c'est pendant les belles soirées de l'été, lorsque des vents frais venaient assainir l'atmosphère et remplacer la chaleur du jour, que
les auditeurs arrivaient en foule sur le gazon.
Pierre venait aussitôt les entretenir et les
consoler. Il est difficile de décrire l'effet qu'il
produisait sur tous ces esprits abattus ou
découragés par l'infortune. Quand ces malheureux l'avaient écouté, leurs douleurs de-
venaient moins vives, leur ennui se dissipait,
leur sommeil était plus paisible; ils avaient
fini par lui attribuer tous les secrets d'Esculape. Il régnait d'ailleurs tant de décence,
tant de moralité et tant d'entraînement dans

ses discours, que des hommes perdus de débauche exprimaient des regrets et versaient
des larmes de repentir. Dans la foule qui
l'environnait, celui qui se montrait le plus
attentif était un pauvre lépreux qui, depuis
plusieurs années, ayant perdu tout espoir
de guérison, croyait avoir encouru la malé-
diction du ciel. Notre vieillard lui répétait
souvent cette maxime de Zénon, qu'il faudrait inscrire sur les colonnes de tous les
temples consacrés au soulagement de l'humanité. *Abandonne ta vie à Dieu : même
au sein du malheur, qu'il soit encore l'objet
de ta louange!*

On prodiguait de toutes parts de si grands
éloges à notre vieillard stoïcien, que je fus
vivement ému du désir de l'entendre. Je me
glissai une seule fois parmi les nombreux
auditeurs qui l'entouraient, et je me crus
transporté sous le Portique d'Athènes. Ce
soir-là précisément, Pierre était plus inspiré que de coutume. Le ciel était parsemé

d'étoiles, et la lune éclairait tout l'hôpital de sa lumière argentée. Le philosophe promena d'abord un regard de bienveillance sur tous les assistans ; et, comme dans la séance précédente on l'avait fatigué de questions indiscrètes sur le mystère qui l'enveloppait, il prit un air plus austère, et commença ainsi sa harangue :

« Mes amis, leur dit-il, vous m'interrogez vainement sur mes inquiétudes privées ; je ne suis pas de ceux qui soulagent leurs maux en les racontant. Un stoïcien ne confie ni sa joie ni ses peines. Ma vie n'est qu'un long et douloureux secret, et je ne suis venu ici que pour cacher ma mort ; aucun astre bienfaisant n'a d'ailleurs conduit ma destinée ; je subsiste au gré du hasard ; je ne tiens par aucun anneau à la chaîne de la sociabilité. Quel être est plus solitaire que moi ! je ne suis aimé que de mon chien.

« Je m'abstiens donc de satisfaire une vaine

curiosité sur des choses qui n'ont aucun rapport direct avec le noble projet que vous m'inspirez. Que vous importe ma déplorable histoire? l'unique but auquel j'aspire, est de vous épargner ce que j'ai souffert, en vous communiquant ma philosophie. Sans entrer dans aucun détail particulier sur ma personne, qu'il vous suffise d'apprendre que nul d'entre vous n'a enduré des maux plus cruels que les miens. Si je vous découvrais mon corps, vous y verriez les cicatrices profondes qui attestent les périls que j'ai affrontés. Ces mains que j'agite devant vous ont été tantôt chargées de liens, tantôt condamnées aux travaux les plus rudes et les plus humilians. J'ai subi toutes les persécutions : toutefois, les tourmens ne m'ont pas vaincu ; mon âme, sans cesse raffermie par les préceptes du stoïcisme, n'a rien perdu de son énergie primitive. Aujourd'hui même qu'à force d'années et de revers ma force physique est presque anéantie, aujourd'hui que les ressorts de ma frêle machine corporelle sont sur le point de s'arrêter, et que je me trouve subjugué par cette multitude de besoins que la vieillesse traîne après elle, je brave et je défie encore la fortune. Je cours au-devant de mes dernières peines comme un guerrier au-devant de l'ennemi, et je leur fais face par mon courage. C'est se rapprocher de Dieu, que de s'affranchir de toute faiblesse. Vous voyez devant vous un philosophe malheureux que la terreur n'a jamais saisi; jamais il n'entra dans son âme ni faiblesse ni pusillanimité.

« J'ai choisi cet hôpital pour en faire le théâtre de mon enseignement; et quel lieu serait plus convenable pour développer les dogmes sublimes de la doctrine stoïcienne! les murs attristés de ce bienfaisant édifice ne recueillent que des douleurs. Ici, je trouve un auditoire tel que Zénon lui-même l'aurait souhaité; ici, l'homme est secouru par l'homme; c'est ici que tant de malheureux viennent répandre leurs dernières larmes et achever la route qui les mène au tombeau. Ici, chaque heure nous instruit à mourir. Que d'autres parlent aux gens heureux : quant à moi, je m'attache à vous par une sympathie invincible.

« Singulière métamorphose pour un philosophe stoïcien ! Vous l'avouerai-je ? je ne sais plus m'expliquer moi-même depuis que je me trouve au milieu de vous. J'ai tant souffert depuis que je respire, que je devrais être arrivé au terme proposé par Zénon à tous ses élèves, l'apathie ou l'insensibilité morale. La vanité ne berce plus mon âme; la gloire est un bien chimérique pour moi; et pourtant mon cœur palpite de joie quand j'entends vos murmures d'approbation, et quand votre affection répond à la mienne. Je ne crains pas la mort, puisque je me suis volontairement arrêté dans le lieu où elle fait le plus de victimes. Toutefois, malgré mes longues infortunes, je ne suis point encore rassasié de jours; je veux lutter encore contre la fatalité qui m'entraîne; je veux défendre les restes d'une vie misérable, mais à laquelle j'attache du prix, puisque je puis vous la consacrer. »

Ce début touchant de notre stoïcien, sa noble franchise, son généreux dévoûment, excitèrent le plus vif intérêt dans toute l'assemblée. Pierre, lui-même, se trouvait heureux de l'impression qu'il produisait; il n'avait énoncé que quelques mots de sa doctrine, et déjà il se voyait chéri, admiré par son auditoire. Il y avait véritablement quelque chose de religieux dans cette soirée brillante et solennelle dont je ne perdrai jamais le souvenir.

La lune est un doux flambeau dont la clarté douteuse semble spécialement propre à la méditation et aux entretiens mystérieux de la philosophie; elle ajoute à la magie des belles paroles de l'éloquence; son pâle reflet montrait à nu le front rêveur et mélanco lique du pauvre Pierre, dont les attitudes, les mouvemens, les gestes, les regards s'accordaient si bien avec son langage. On aime à voir les plus hautes sentences de la sagesse sortir de la bouche d'un homme que la vieillesse accable : Pierre semblait revêtu d'une sorte de sacerdoce. On eût dit que les astres du firmament ne faisaient éclater leur lumière que pour l'assister dans son entreprise, en éclairant le lieu de cette mémorable séance. Un calme profond régnait d'ailleurs dans l'intérieur de l'hospice. La douleur même était attentive ; on n'entendait plus ses plaintes. Le stoïcien continua de parler. Voici quelques phrases que j'ai retenues de sa courageuse exhortation ; elles étaient concises et rapides comme celles des philosophes du Portique ; mais Pierre avait une voix pénétrante qui électrisait ses auditeurs.

« Imitez ma vie, leur disait-il, et soyez, ainsi que moi, supérieurs à toutes vos souffrances! supportez avec courage les privations, la pauvreté, la maladie! que votre âme s'accoutume à tous les périls de l'existence! oubliez, s'il se peut, les jouissances que vous avez perdues, et ne réclamez rien de ce que le hasard vous a ravi! Le monde, qui vous repousse, est plein d'êtres insensés et frivoles qui se fatiguent vainement à la recherche du bonheur. On croirait qu'il est partout, puisqu'on prétend y arriver par tant de routes différentes; mais Dieu n'a pas voulu que l'homme pût le rencontrer sur la terre; il n'en a donné que le besoin. Nous ne faisons qu'approcher la coupe de nos lèvres; nos désirs ne sont qu'excités; des plaisirs courts, de longs malheurs, voilà le partage des créatures.

« L'homme est tombé nu sur cette terre infortunée; c'est à lui de tirer parti de lui-même, et de remplir complétement sa destination. Si le malheur vient à l'abattre, que la philosophie le relève! Le ciel l'a gratifié du courage pour se défendre, comme il lui a donné des pierres pour bâtir sa demeure. Il doit tout acquérir, tout exécuter par ses méditations et par ses labeurs. C'est la faculté d'agrandir les dons que Dieu nous dispense qui nous distingue de ces groupes innombrables d'êtres créés pour partager avec nous le bienfait de l'organisation et de la vie. L'animal doit tout à la nature; l'homme doit tout à sa raison.

« Mais, par une fatalité inexplicable, l'homme se défigure sans cesse lui-même sous le vain prétexte de se perfectionner. Il altère ses jugemens, ses opinions, ses mœurs, son caractère; il n'agit que d'après des impulsions composées, et fait dégénérer, pour ainsi dire, tout ce qui sort des mains du Créateur. C'est ce qui m'a déterminé à fuir le monde, où l'on me donnait le nom de *misanthrope*. J'ai voulu faire à part la route de la vie, pour ne pas voyager avec des méchans dont les misérables discordes m'étourdissaient. Le bruit affligeant de l'ambition humaine interrompait le cours de mes méditations philosophiques. Je m'estime heureux depuis que je passe par des chemins détournés, et que je marche seul à mes destinées ultérieures. L'attrait des plaisirs ne tente plus mon âme désabusée. Je n'admire rien de ce que les autres poursuivent avec tant d'ardeur : il ne faut au stoïcien que des jouissances pures et sévères. J'ai toujours négligé mon corps pour ne nourrir que les feux de l'âme. A l'exemple des pythagoriciens, j'épure mon esprit par la retenue et l'abstinence : pour exister ici-bas, il me suffit d'un morceau de pain ; et grâce à mon courage, je ne l'ai jamais trempé de mes larmes. Un peu d'eau pure me désaltère. Je ne connais point le prix de l'or ; une étoffe grossièrement tissue me protége contre les rigueurs de l'atmosphère. Mes organes d'ailleurs sont depuis long-temps aguerris contre l'inclémence de l'air ; et quand l'aquilon siffle sur ma tête blanchie par la vieillesse, il me semble qu'il m'apporte un surcroît de vie et de santé. »

Après ces paroles énergiques, quelqu'un se leva pour demander au nom de l'assemblée ce que c'était que les stoïciens. Cette question fut adressée à Pierre par un homme bien malheureux, qui, après avoir consumé sa vie dans des travaux utiles à ses concitoyens, ne trouvait plus où reposer sa tête.

« Les stoïciens, répondit le vieillard d'une voix animée, sont les athlètes de la philosophie, les soutiens constans du courage dans l'espèce humaine. Le véritable stoïcien est un soldat armé contre la destinée, qu'aucune menace n'intimide, qui n'abandonne rien à ses ennemis, qui n'attaque pas, mais qui résiste sans cesse ; qui ne sait ni fuir, ni courber sa tête ; qui répond aux insultes des faibles par son indifférence, aux outrages des forts par son héroïque fermeté. Nul ne porte mieux que lui le fardeau du malheur ; son caractère est immuable.

« Le stoïcien risque volontiers sa vie et sa fortune ; les chances du hasard lui plaisent, parce qu'elles sont pour lui une occasion de déployer sa résistance et sa valeur. Il est infatigable ; il ressemble à ces guerriers toujours prêts à combattre la nuit et le jour ; il couche avec ses armes ; il a toujours la main sur la poignée de son cimeterre ; il s'indigne de l'esclavage ; il regarde son corps comme une prison qui retient son âme ; il voudrait courir aussi vite que la pensée : la gloire ni la richesse ne le tentent point ; il ne repaît son âme d'aucune chimère ; il est sobre ; il dédaigne tous ces breuvages enivrans qui troublent la marche de la raison ; il étanche sa soif dans l'eau d'une simple fontaine ; il vit de fruits et de racines ; il n'use jamais de sa raison que pour mettre des bornes à ses désirs.

« On a calomnié les disciples de Zénon en les proclamant comme les apologistes du suicide ; mais les philosophes du Portique sont trop courageux pour chercher un refuge dans le sein de la mort ; ils savent l'attendre et la braver. Chez eux, la haine ou l'amour n'admettent aucun sentiment intermédiaire ; ils s'enflamment pour la vertu et repoussent le vice avec horreur ; ils ne souillent jamais une grande action en lui donnant pour base l'intérêt personnel.

« Tout stoïcien reconnaît un Dieu et sa providence immortelle ; son cœur aime à se reposer dans la justice de ses jugemens, et vit sur la foi de ses espérances ; son culte est dans le travail et dans la bienveillance qu'il porte à ses semblables. Il faudrait des stoïciens dans tous les lieux de misère pour y enseigner la résignation et la soumission aux décrets du ciel ; ils vous feraient trouver une sorte de charme dans votre indigence et votre obscurité. »

Jusqu'ici Pierre n'était entré dans aucun détail sur sa propre histoire. Tous ses audi-

teurs le conjurèrent de leur dire au moins
où il avait puisé des notions si salutaires
sur l'emploi de la vie. Quoique le stoïcien
se fût fait une loi de rester inconnu, il
consentit à leur révéler quelques uns des
secrets ensevelis dans le fond de son cœur.
Il était bien sûr d'exciter leur intérêt; car,
ainsi que je l'ai dit plus haut, Pierre possédait au plus haut degré l'art de prononcer ses
éloquentes paroles. Il n'hésitait point d'ailleurs à fouiller dans les replis de sa conscience. Quand les fautes sont expiées, on
peut interroger sans crainte ses souvenirs.

« Mes amis, dit alors le pauvre Pierre, je
vais, en partie du moins, satisfaire vos désirs.
Il m'est doux d'abréger, par mes discours et
mes consolations, les longues nuits de mes
compagnons d'infortune. Apprenez d'abord
que je n'eus jamais de patrie : je suis cosmo-
polite. Le hasard seul jusqu'à ce jour a pris
soin de ma vie et de ma fortune. L'amour
des voyages a toujours fait le bonheur de

mon âme libre et indépendante. Une inquiétude indéfinissable, une curiosité innée que je ne pouvais nourrir que par la variété et le renouvellement des sensations, une activité dévorante dont je ne savais pas me rendre maître, m'ont conduit sur tous les points de l'univers. J'ai parcouru tous les continens de la terre, sans jamais me plier aux habitudes des peuples que je visitais, ce qui m'a attiré des persécutions innombrables; mais j'ai toujours déconcerté par mon courage les hommes inhospitaliers qui ont voulu se jouer de ma misère. J'ai long-temps erré dans les vastes solitudes de l'Asie; j'ai traversé les sables brûlans de l'Afrique; j'ai vogué sur l'immensité des mers, et j'y ai commandé le vaisseau qui m'avait reçu au rang de simple pilote; j'ai pénétré dans des déserts où nul être humain n'avait encore empreint la trace de ses pas; je suis parvenu chez des sauvages qui se croyaient les seuls habitans du globe; et pour obtenir d'eux quelque bienveillance, je leur ai appris l'art

de dompter les chevaux, et quelques uns des
métiers les plus lucratifs de notre vie sociale.
Partout mon séjour a été utile. Ce qui sur-
prendra sans doute ceux qui m'écoutent, c'est
que, dans des courses aussi périlleuses, mon
corps ne soit pas devenu la proie de quelque
assassin ; mais, dépourvu de biens comme de
besoins, je ne portais rien sur moi qui pût
servir d'appât à l'avarice, ou tenter la cupidité
des hordes nomades qui se rencontraient sur
mon passage. Toute ma puissance était dans
mon âme ; toute ma richesse dans ma volonté,
que je savais en quelque sorte rendre surnaturelle.

« Toutefois, si j'ai eu mille peines, j'ai eu
aussi mille plaisirs. Personne n'éprouve une
satisfaction plus ineffable et plus étendue que
le philosophe voyageur : tout ce qu'il admire
lui appartient. Je regrette ma vie errante et
aventureuse ; je regrette surtout cette époque
délicieuse de ma jeunesse où, fatigué de mes
incursions, je dormais sur une pierre avec

plus de volupté que le riche sur les coussins de l'indolence. La joie me transportait quand je voyais un navire mettre à la voile. J'enviais le sort de ces aigles de mer par qui l'espace est sitôt mesuré et parcouru ; j'étais toujours étranger et impatient sur la terre qui venait de me recueillir ; je voulais tout quitter pour tout revoir ; et aujourd'hui même que les plaies sanglantes de mes pieds affaiblis me condamnent à un douloureux repos, mon âme languit et se consume d'ennui. Quoi qu'en dise mon maître Zénon, tout stoïcien devrait mourir quand le sort le réduit à être malade ou impotent.

« J'ai épuisé toutes les jouissances de la vie active, et pourtant je voudrais recommencer mon existence ; je voudrais recevoir du Créateur une organisation nouvelle pour l'exposer à de nouveaux dangers. Sans les infirmités qui m'accablent, on me verrait retourner encore sur la plaine agitée de l'Océan pour y chercher des spectacles et des émotions. Comme l'oiseau précurseur des orages, je suis depuis long-temps accoutumé aux convulsions de la nature en désordre; j'ai grandi dans l'adversité.

« Qui me rendra les hasards dont j'ai triomphé, les obstacles que j'ai vaincus? Il n'y a que les scènes violentes de cet univers qui conviennent à mon goût pour l'agitation et la turbulence. Pour que mon âme s'entretienne, il me faut d'ailleurs une surabondance de température que je ne trouve nulle part comme dans les contrées asiatiques et africaines. Le calme de l'atmosphère me fatigue, et l'uniformité des impressions m'est insupportable. Je ne sommeille jamais mieux qu'au bruit des vagues soulevées par les vents contraires; et c'est parce que la mer est féconde en tempêtes qu'elle produit sur moi l'effet de la terre natale.

« J'avais à peine atteint ma vingtième année, quand je quittai la maison de mon père comme un fugitif, sans lui dire un dernier adieu, m'inquiétant peu s'il pleurerait mon absence. Je formai le coupable projet d'aller porter ma vie sur des plages lointaines, au milieu de gens qui ne me connaissaient point. Ceux qui m'ont vu partir ne sont déjà plus ; mais j'avoue que je ne puis songer aux tourmens que je dus causer aux auteurs de mes jours, sans avoir l'âme en proie aux remords. Je ne puis, sans un sentiment bien triste, me rappeler le temps où la raison n'avait encore aucun empire sur mes sens toujours disposés à la révolte. La mémoire se montre si puissante dans notre jeunesse, que les fautes qu'on a commises y restent gravées comme sur une table d'airain. Tout ce qui mérite le blâme se représente à nous dans notre vieillesse. On a beau fuir, errer, changer de lieu, notre souvenir est là pour provoquer nos larmes. » — En prononçant ces mots, le vieillard s'était involontairement attendri ; son visage avait changé de couleur. « Mes enfans, s'écria-t-il, daignez excuser ce moment d'oubli et d'abandon ; les pleurs du repentir ne déshonorent pas le courage.

« Ce cœur que je vous révèle n'a pas toujours eu l'insensibilité du rocher. Il survient des orages dans toutes les âmes. Quel est celui d'entre vous qui n'aime quelquefois à rétrograder dans sa propre vie pour y chercher, à l'aide de sa pensée, les traces de ses impressions anciennes et primitives ? Qui peut surtout raconter sans douleur comme sans effroi les premiers écarts d'une raison égarée ? »

Cette réflexion produisit le plus grand effet sur cette foule de vieillards attentifs qui composaient la majeure partie de l'auditoire. Il y avait dans leur attitude, et surtout dans leur immobilité, quelque chose d'imposant qui commandait le silence ; et, pendant que Pierre parlait, chaque trait de leur physionomie semblait recéler un profond mystère.

Notre philosophe voulait néanmoins ter-

miner ici son entretien et renvoyer ce qu'il
avait à dire pour la leçon du lendemain;
mais il est des narrations d'un intérêt si
touchant, qu'on ne saurait les interrompre
sans agiter ceux qui les écoutent de l'impatience la plus pénible. On supplia en conséquence l'orateur de ne pas suspendre son
récit. Il est naturel d'ailleurs que des hommes privés depuis long-temps des douceurs
du sommeil cherchent à prolonger leurs
veilles, ne fût-ce que pour distraire leur
attention d'une douleur toujours plus active
au sein des ténèbres. Pierre n'était point
fatigué; il puisait à chaque instant une force
nouvelle dans la confiance qu'on lui témoignait. Il continua de raconter sa propre histoire avec la plus vive émotion.

« Toutes les passions ont fermenté dans
mon âme, s'écria-t-il; mon cœur a subi
toutes les tempêtes; j'ai eu tous les penchans,
tous les goûts, même celui de la science,
dont je suis pourtant désabusé, depuis que

j'apprécie comme il convient le triste usage que l'on en fait. J'ai embrassé toutes les illusions, même celle de l'amour, cette maladie des êtres oisifs, la plus tyrannique des impulsions humaines, tout-à-fait indigne d'un stoïcien. Je touchais alors à cette époque orageuse de l'existence où l'homme est entraîné par l'impétuosité de ses propres organes, où l'on ne respire que pour sentir. Un philosophe peut se soustraire à la crainte, au joug de l'opinion ; mais il ne saurait échapper à cet attrait moral et irrésistible des sexes que les obstacles irritent et que les larmes font tant durer.

« J'avais besoin d'avoir un fils, pour répandre sur lui toute mon affection ; j'enlevai la fille du brave et généreux capitaine qui m'avait reçu dans son vaisseau. La complice de mon égarement osa suivre volontairement celui qui venait de faire un tel outrage à l'autorité paternelle ; mais le ciel réprouva l'hymen qui s'était formé sous d'aussi malheureux auspices ; il ne voulut point que je trouvasse le bonheur dans des liens domestiques : tant il est vrai que les plus doux sentimens de la vie entraînent des maux irréparables, quand ils nous écartent de la vertu ! La nuit même qui suivit le jour où j'avais flétri mon caractère par un attentat aussi horrible, il y eut un déchaînement extraordinaire des vagues de l'Océan. Le supplice du remords est, dit-on, plus terrible chez les hommes que le péril environne ; à chaque instant je croyais entendre la voix de la nature courroucée me reprocher ma lâche trahison. Le bruit de la tempête soulevait contre moi ma propre conscience, et il me semblait que tous les coups de tonnerre étaient dirigés contre le plus coupable des ravisseurs.

« Je fus bientôt puni de mon crime. Peu de temps après je fus délaissé par la jeune compagne que je croyais à moi sans aucun partage. Elle me quitta pour s'attacher à un homme que j'avais rendu le confident du peu de joie que je goûtais sur la terre. Jugez de mon tourment quand je me vis à la fois trahi par l'amour et par l'amitié. Si, à l'époque où ce coup affreux vint me frapper, j'avais été plus profondément initié dans les hautes leçons de la doctrine du Portique, j'aurais triomphé de ce revers; j'aurais dédaigné cette injure du sort; j'aurais vu d'un œil sec s'éloigner le vaisseau qui séparait à jamais de moi une épouse infidèle : mais les principes que j'avais puisés dans les ouvrages de Zénon n'avaient point encore germé dans mon esprit; j'étais ardent, présomptueux, tout plein d'une affection que le premier accord de nos âmes n'avait que trop vivement cimentée.

« Novice encore dans l'école des sages que j'avais pris pour modèles, j'oubliai cette modération stoïque qui, depuis ce temps, est devenue la règle immuable de mes sentimens et de mes actions. Je supportai

sans courage un châtiment qui m'était infligé par une main divine et cachée ; je
versai des pleurs, je proférai des plaintes ;
je fus même assez faible de cœur pour m'a-
bandonner à des mouvemens extraordinaires
de dépit et d'indignation à la manière des
hommes vulgaires. Ma rage impuissante la
poursuivait au milieu des flots, et jusqu'aux
lieux où elle allait ensevelir sa honte et perpétuer mon désespoir.

« Pour adoucir l'horreur de ma situation,
on me conseilla de voyager ; mais les malheureux sont comme les coupables ; ils n'échappent point à leurs souvenirs. J'avais beau
m'éloigner, mes douleurs me suivaient partout ; partout je retrouvais l'image de celle
qui m'avait si inhumainement trahi et délaissé : vainement je mettais entre elle et moi
l'immense intervalle des mers, des montagnes, des royaumes, des continens, mes
regrets, ma tendresse même, me reportaient
toujours vers l'indigne objet de mon culte.

Les cicatrices de l'amour offensé ne se consolident jamais; elles se rouvrent au moindre trouble qui vient agiter l'âme. Aujourd'hui même que tant de jours ont passé sur ma tête, aujourd'hui que des renseignemens certains m'ont informé qu'elle n'était plus, mes blessures sont loin d'être fermées: elle a désolé ma vie, et pourtant, si j'avais la puissance d'un dieu, j'en profiterais pour la rendre à la terre qui l'a perdue; je ferais couler mon sang pour ranimer la femme perfide qui m'a meurtri le cœur par son ingratitude; j'éprouverais encore le besoin de la voir, de la chérir, de la protéger contre ses remords, ou, pour mieux dire, de la consoler. »

Parmi les sentimens mixtes que l'espèce humaine est susceptible d'éprouver, il n'en est point de plus touchant que celui du respect mêlé à la compassion. Tel était le mouvement qui se passait dans l'âme des auditeurs du pauvre Pierre. On s'attendrissait sur ses longs malheurs; quant à lui, on voyait qu'il était honteux de montrer tant d'émotion. Les statuts de nos hôpitaux prescrivent aux malades de se coucher à des heures déterminées; pour cette fois seulement on transgressa la règle commune, et les disciples de Pierre s'obstinaient à demeurer encore sur le gazon. Ils encourageaient leur maître de la voix et du geste. Le stoïcien continua; mais, comme la nuit s'avançait, il prévint l'assemblée qu'il allait précipiter la marche de sa narration.

« Je m'étais réfugié dans l'Inde, pays sacré par ses souvenirs, berceau de la philosophie, et peut-être du stoïcisme, patrie des premiers sages, contrée riante où les rapports sociaux de l'homme sont dans leur primitive simplicité, où l'hospitalité est une vertu facile, parce qu'elle y est constamment entretenue par l'instinct puissant de relation. Je me croyais à la fin de mes peines; mes tribulations étaient à leur comble; mais le

ciel fit naître dans mon âme un besoin
plus dévorant encore que celui de l'amour.
Les peuples qui m'avaient accueilli me con-
fièrent la direction de leurs armées ; ils m'é-
levèrent aux postes les plus éminens ; ils
m'aimaient, parce que je savais imprimer
une énergie extraordinaire à leurs résolutions, parce que je leur apprenais à trouver
dans leur intelligence des ressources pour
se conserver et pour se défendre.

« Que ne peut une doctrine qui a pour but de
chasser la crainte, sans inspirer une téméraire
présomption ! Les stoïciens sont les meilleurs
capitaines ; leur constitution morale les rend
particulièrement propres à commander. Des
soldats qui sortiraient de l'école du Portique
seraient d'une valeur incalculable ; tout fui-
rait devant leurs étendards. Je haranguais
souvent les Indiens sur les bords sacrés des
grands fleuves où ils allaient se purifier. On
sent tout l'effet que devaient produire sur
eux l'ascendant de mon caractère et l'éner-

gie de mes discours. Rien ne subjugue des hommes timides et superstitieux comme l'enthousiasme et la fermeté. C'est ce qui détermina le choix qu'ils firent de moi pour assurer le succès d'une guerre qu'ils avaient entreprise. J'épousai leurs dissensions, leurs querelles; je me battis de concert avec eux, et pour eux; je les enflammais par mon exemple. Tout servait merveilleusement nos projets, tout, jusqu'à la vigueur prodigieuse de nos éléphans; ces grands animaux traînaient avec orgueil notre vaste artillerie, et les guerriers que je conduisais ressemblaient à une marche de triomphateurs.

« La gloire et l'opulence m'environnaient. J'en fus ébloui, et bientôt je me perdis par un désir exagéré de la domination et du pouvoir. Dans l'Inde, comme ailleurs, la montagne de l'ambition est entourée de précipices. Les passions de la multitude y sont capricieuses comme les élémens. Victime d'une sédition, je tombai sans retour; mes soldats cessèrent de reconnaître ma voix ; ils m'abandonnèrent à la première blessure dont je fus atteint, comme si je pouvais disposer du hasard des batailles. Il n'y avait que quelques jours que j'étais séparé d'eux, et déjà j'étais complétement oublié de cette troupe ingrate et indisciplinée. Comment espérer de se maintenir dans des lieux où depuis tant de siècles la raison n'a plus d'interprètes, où l'opinion n'a que des esclaves ?

« J'étais sous le poids d'une proscription universelle. Il ne me restait d'autre moyen de salut que la fuite, dernière ressource des ambitieux désolés. J'aurais voulu trouver des champs déserts où il n'y eût aucune trace de civilisation. Je me cachai dans le fond des forêts : nous aimons à nous réfugier sous des arbres toutes les fois que nous avons à nous plaindre des hommes ; nous demandons des consolations même aux êtres qui occupent le dernier échelon de la sensibilité.

« Les solitudes que je parcourais m'inspiraient néanmoins une terreur mortelle, à cause de la quantité innombrable de bêtes féroces qu'on y rencontre. Certes, il faut être bien familiarisé avec la nature sauvage pour ne pas être effrayé par les rugissemens des tigres qui l'habitent : j'allumais des feux pour les éloigner. Je me cachai quelque temps parmi les rochers des hautes montagnes du Bengale : j'y rencontrais des hommes chasseurs qui s'imaginaient que j'étais médecin, et qui m'accordaient l'hospitalité.

Les esprits cultivés ont d'ailleurs des moyens de communication dont ils se hâtent de profiter dans les circonstances périlleuses de la vie. Je savais chanter, ce qui me mit de suite en rapport avec certains Indiens qui ont un penchant naturel pour l'exaltation poétique, et qui célèbrent par des rimes grossières les événemens mémorables de leurs contrées. J'allais les visiter dans leurs chaumières, construites avec de la terre glaise et des bambous. Ils m'accueillaient du moins pour un temps,

en m'associant à leurs concerts, à leurs fêtes,
à leurs plus douces jouissances. Les impressions de la musique sont indéfinissables; sa
puissance magique transforme les cœurs les
plus inhumains, accorde les âmes les plus
disparates, et les dispose à la sympathie.

« Cependant je me fatiguai bientôt d'une
condition aussi incertaine. Je m'imaginais
d'ailleurs que je serais plus en sûreté chez
des peuples tout-à-fait barbares. Je m'em-
barquai sur un bâtiment qui me jeta sur les
côtes d'Afrique; mais je ne fus pas moins
malheureux parmi les noirs habitans de ces
plages brûlantes. Partout je rencontrais des
hommes qui m'inquiétaient par leur curiosité; ils me demandaient de quelle religion
j'étais, quel était le dieu que j'adorais. L'aspect de mon teint était pour eux un objet
de surprise : comme ils me voyaient pâle et
décoloré, ils voulaient savoir si j'étais malade, ou maudit du soleil.

C'est surtout dans ces lieux arides que

j'eus à souffrir les tourmens de la faim.
Je me souviens qu'un jour je fus réduit à
manger des sauterelles, que le vent jetait
par nuées au milieu de mon désert. La
terre était tellement desséchée, que j'at-
tendais avec impatience la rosée de la nuit
pour me rafraîchir; j'étais au comble de la
joie quand quelque être charitable restau-
rait mes forces en m'accordant un peu de
vin de palmier. Une circonstance de ma vie,
qu'il est bon de dire aux malheureux qui
m'écoutent, c'est que je n'ai jamais contracté aucune de ces fièvres pestilentielles,
calamités inévitables pour des étrangers. Une
année que je faisais une longue traversée, je
vis périr les deux tiers de l'équipage, sans me
ressentir le moins du monde du fléau qui
m'environnait. Il y a, comme je l'ai souvent
remarqué, dans l'âme du stoïcien un principe de réaction extraordinaire qui repousse
long-temps la maladie et la mort.

« D'autres peines m'attendaient, et je ne

tardai pas à être effrayé de tous les périls de ma solitude. Pour me garantir des ardeurs du soleil, je m'étais soigneusement construit une cabane, dont je fus chassé par un sauvage qui la trouva plus commode que la sienne. Je vieillissais, et d'ailleurs je commençais à ne plus pouvoir me défendre, parce que la chaleur, jointe à l'humidité des forêts, détruisait progressivement la souplesse de mes membres : mes nuits étaient aussi tristes que mes jours; l'odeur infecte des marécages m'empêchait de respirer : mon sommeil était à chaque instant interrompu par les coassemens des reptiles aquatiques, par le chant lugubre des chouettes, et par la crainte que m'inspiraient les chacals, dont les cris discordans ressemblent aux vagissemens d'un enfant qu'on égorge. Je mourais de fatigue, et le besoin des relations sociales parlait d'ailleurs à mon âme sensible. J'abandonnai les déserts pour pénétrer dans l'intérieur des villes et me placer sous l'égide des lois. Mais s'il est doux de se dérober à la poursuite des panthères et des lions, on va voir qu'il est souvent dangereux de tomber dans les mains des hommes.

« Pour assurer ma subsistance, j'avais suivi quelques marchands maures que des motifs de spéculation conduisaient dans les pays soumis à la domination du roi des Achanties; Vous avez sans doute entendu parler de ces peuples, que la superstition a rendus si barbares, qui se délectent à faire ruisseler le sang de leurs semblables, qui se réjouissent au son de la trompette par le spectacle de la mutilation et de la mort. Tout est extrême en eux, jusqu'à leur danse, qui n'est qu'une suite de mouvemens frénétiques : leurs chansons même ne sont autre chose que des cris de carnage. Ma tête fut réclamée pour être offerte en sacrifice dans la célébration d'une fête prochaine, et mon corps fut promis aux vautours, qui abondent sur cette terre désolée. En attendant le jour sinistre, on

me renferma dans une prison obscure,
d'où l'on me faisait sortir tous les jours
pendant quelques heures pour m'assujettir aux plus vils travaux. Quelle vicissi-
tude ! je commandais en Asie, je servais en
Afrique.

« C'est encore dans cette funeste conjoncture que je dus mon salut à la sublime
doctrine que j'avais embrassée. Si je m'étais
présenté en suppliant, je n'eusse jamais pu me
soustraire à l'horrible sort qu'on me réservait ;
mais rien ne désarme la férocité comme la
présence d'un homme qui se montre exempt
de toute terreur. Dans des lieux où la force
est tout, la résistance plaît alors même qu'elle
est impuissante.

« On me conduisit devant le roi : ma
stoïque intrépidité me concilia sa bienveillance ; il m'affranchit de la cérémonie
sanguinaire, et voulut me revêtir d'une
charge dans l'intérieur de son palais. Je n'ac-

ceptai point cette faveur insigne ; j'étais désabusé de la fortune ; et, par une singularité
des plus remarquables, après tant d'années,
l'amour de la patrie vint pour la première
fois se faire entendre dans le fond de mon
cœur. Les philosophes sont malheureux en
Afrique ; rien n'équivaut pour eux aux biens
immuables de la vie intellectuelle, et sous
ce ciel inhumain, tout recueillement est impossible.

« L'air volcanique que je respirais engen-
drait sans cesse autour de moi des milliers
d'animalcules malfaisans qui paralysaient
mon attention. On a des ailes quand on fuit
la terre de l'esclavage ; en quelques mois je
saluai le sol de l'Europe, et je m'arrachai pour
jamais à cette nature dévorante, ennemie
irréconciliable de la pensée. Si vous saviez
tout ce que j'ai souffert pour regagner les
côtes de France! Partout je n'ai rencontré
que des êtres qui me repoussaient comme
un vagabond. Les animaux goûtent le repos

dans leurs retraites ; les plus vils serviteurs dorment tranquillement chez leurs maîtres, et moi, j'ai trouvé tous les cœurs et toutes les portes inaccessibles.

« Depuis cinquante ans que je voyage, j'ai presque toujours subsisté du produit des leçons que je donnais dans les vaisseaux et chez les peuples les moins civilisés. Je leur enseignais les combinaisons du calcul, la géométrie, l'écriture, etc. Ils n'auraient pas voulu de ma philosophie : il n'y a que les malheureux qui puissent l'entendre. Après tant de périls et de traverses, j'ai traîné jusqu'ici le fardeau de mes ans ; je suis arrivé dans cette cité fameuse, séjour de la misère et des grandeurs, asile de l'intrigue et des talens ; dans cette capitale enchantée, où l'esprit s'alimente, où le génie se féconde, où tout arrive pour s'éteindre, où tout se perfectionne pour se dégrader ; dans ce vaste rendez-vous de tous les peuples et de tous les hommes, qu'un profond penseur surnom-

mait avec raison la *grande hôtellerie de l'u-
nivers.*

« Enfin, mes amis, il est devant vous cet
homme qui a tout obtenu et tout perdu sur
la terre ; cet homme qui a été le jouet des
sermens frivoles de l'amour et des perfides
promesses de l'amitié. Le voilà tel que l'ambition l'a rendu. Voyez où m'ont conduit les
idoles auxquelles j'ai tant sacrifié ! » En par
lant ainsi, le stoïcien montrait sa tête chauve,
son front ridé par toutes les traces de ses
anciennes passions, ses bras décharnés, ainsi
que son sein tout couvert des cicatrices de la
guerre.

Les assistans fondaient en larmes. Mais
ils furent encore bien plus attendris quand
il ajouta d'une voix touchante et qui pénétrait
l'âme de conviction : « Mes chers amis, vous
recevrez bientôt mes adieux. Je suis averti
de ma fin prochaine par des symptômes dont
je prévois les sinistres effets. Il me semble

que les âmes de tous ceux qui ont succombé dans cet hôpital planent au-dessus de ma tête, et qu'elles sont prêtes à me recevoir. Mes pieds chancellent, mes yeux sont comme voilés par un nuage, et bientôt je perdrai jusqu'au spectacle de la nature. Je n'aurai garde d'imiter mon maître Zénon qui se laissa vaincre par la faim pour aller respirer plus vite la Divinité qui l'attendait. Je n'irai point au-devant de la mort : je saurai l'attendre sur les confins de la vie. »

Le vieillard avait constamment parlé avec une voix si entraînante, que la nuit entière s'était écoulée sans que personne s'en fût aperçu. Les lampes des salles étaient éteintes ; le feu scintillant des étoiles s'était évanoui, et déjà le jour commençait à poindre, que les malades se trouvaient encore sous le charme des paroles de Pierre. Ce ne fut pas sans exciter un commun regret que l'aurore trop prompte vint terminer ce touchant entre-

tien. Chacun des auditeurs regagna paisiblement sa couche, emportant avec lui ce calme
salutaire qui soulage le cœur du poids qui
l'oppresse.

Les dernières phrases du stoïcien avaient
néanmoins contristé toutes les âmes. Ses pressentimens étaient fondés ; sa santé déclinait
d'une manière alarmante. Depuis quelques
semaines, il n'avait plus qu'un sommeil factice, entrecoupé de rêves qui décelaient les
inquiétudes dont il était agité. Il est vrai
que Pierre avait contracté des habitudes
tout-à-fait préjudiciables à sa conservation.
Son penchant pour la mobilité était tellement irrésistible, qu'il marchait toujours à
grands pas dans les cours de l'hôpital, ce qui
ne contribuait pas peu à exaspérer l'affreuse
plaie qui dévorait sa jambe. Une de ses jouissances ordinaires était aussi d'exposer sa tête
à l'action d'une température forte, particulièrement aux rayons du soleil. Il buvait
ensuite de l'eau très froide, qu'il appelait

plaisamment la tisane des philosophes du Portique.

Il est une multitude de soins vulgaires et minutieux qui contribuent singulièrement au maintien de notre existence. Si Pierre les eût moins négligés, s'il avait été moins rude à lui-même, il est probable qu'il aurait prolongé plus long-temps sa carrière, à l'exemple de Chrysippe, de Cléanthe, et de tant d'autres sectateurs de l'antique doctrine. Peut-être aussi que son nouveau genre de vie influa sur son dépérissement et sa décadence. Car il nous disait souvent : « Je me trouve trop resserré dans cet hôpital. J'ai toujours existé dans un horizon sans bornes ; je ne puis me contenter de l'air que vous respirez. Ceux qui n'ont habité que la terre ne conçoivent pas les jouissances des marins. Pour nous, vivre, c'est se mouvoir. J'éprouve tous les regrets d'un naufragé, qui s'indigne de finir ses jours sur le rocher où vient de le jeter la tempête. »

Mais il arrive un temps où la puissance du malheur triomphe de tout ce qu'il y a d'invincible dans l'organisation physique du stoïcien. Pierre avait enduré tous les maux qui peuvent accabler le corps. Il fut contraint de s'aliter ; dès-lors plus de joie, plus de sécurité, plus de consolation dans l'hôpital. Les infortunés que soutenait son courage retombèrent dans leur abattement. On s'entretenait tout bas et d'une voix alarmée ; on se demandait avec inquiétude des nouvelles du stoïcien ; on allait en foule le visiter. Pour ne pas causer trop d'émotion au malade, les religieuses éloignaient autant que possible les personnes qui se présentaient. De son côté, Pierre ne concevait rien aux hommages qu'on lui rendait. Il remerciait de l'œil et avec une expression pleine de bonté.

En quelques jours, son état empira à un tel point, qu'on parla de le transporter dans la salle des agonisans. C'était alors l'usage de

recueillir à part ceux que le péril menaçait
de trop près, pour épargner les plus tristes
scènes à l'individu convalescent ou qui ap-
prochait de la guérison. On isolait les malades
aussitôt qu'on apercevait en eux les moindres
signes avant-coureurs d'une fin prochaine.
L'intérieur de cette salle déterminait d'ailleurs les impressions les plus douloureuses,
par les longs soupirs qu'arrachait la souffrance, par le murmure des prières adressées
à Dieu près du lit des mourans, par la présence des prêtres chargés de la purification
des consciences, par les mouvemens religieux
imprimés à l'âme dans les derniers momens
de l'existence, par les révélations solennelles
d'une inviolable amitié, par les dispositions
affectueuses des testateurs; car il n'est pas
de pauvre qui n'ait aimé quelqu'un au milieu
du monde qui le rejette.

La volonté et la bienveillance se montrent dans toutes les conditions des hommes.
On veut imprimer une sorte de stabilité

aux actes qui en proviennent ; on les confie communément à la généreuse hospitalière dont le ministère est de consoler les parens qui viendront réclamer les dépouilles. Ces derniers apprennent d'elle les paroles touchantes qu'on a proférées avant d'expirer, et dont les familles gardent religieusement le souvenir. C'est dans un lieu semblable que fut relégué le pauvre Pierre. Je voudrais maintenant pouvoir raconter dans toute sa vérité la mort admirable de cet intéressant philosophe : rien ne prouverait mieux que l'école de Zénon émane de celle de Socrate.

Quoiqu'il fût atteint d'une fièvre brûlante, le ciel lui épargna le délire, et il conserva jusqu'à son dernier jour toute l'intégrité de sa raison. Ses mains étaient néanmoins agitées par des mouvemens convulsifs, et il les promenait autour de son lit comme pour ressaisir la vie qui lui échappait.

Les médecins auguraient si mal de son état, qu'on lui proposa de se confesser à l'aumônier de l'hospice, ce qu'il accepta avec autant d'humilité que de résignation. Cet acte religieux lui coûtait d'autant moins, que Pierre était doué d'une grande piété, et qu'il avait (étant bien portant) l'habitude de procéder tous les soirs à l'examen des actions de sa journée ; il se jugeait, se blâmait ou s'approuvait lui-même avec sa raison. Il reçut donc avec reconnaissance les consolations du prêtre qui vint l'assister. L'entretien qu'il eut avec lui était souvent interrompu par de longs intervalles de silence. Il avait l'air de se recueillir pour mieux interroger sa mémoire. « J'ai beau sonder le fond de mon âme, s'écriait-il, je n'y trouve plus de remords. J'ai tout expié par mes longues souffrances. Ce ne sont donc pas mes souvenirs qui m'occupent, ce sont les liens que j'ai contractés avec les bons pauvres de cet hôpital. »

Le malade exhorta ensuite ses compagnons d'infortune, et dit à ceux qui l'environnaient : « Mes chers amis, d'où vient cet attendrissement général que je remarque autour de ma personne ? J'étais venu ici pour me cacher : qui m'eût dit qu'on y pleurerait ma mort ! Je reçois vos larmes avec gratitude comme sans orgueil ; mais pourquoi regretter un stoïcien ? laissez-le sortir de sa prison. Il ne fait que changer de lieu. On se revoit ailleurs. »

En proférant ces mots, le vieillard sentit renaître un certain calme dans sa situation. Il en profita pour procéder à la rédaction de son testament. Il fit présent à l'aumônier de son bâton de bambou qui l'avait conduit dans ses voyages et dans les circonstances les plus chanceuses de sa vie. Quant à son chien, ce qu'il avait de plus cher au monde, ce fut le lépreux qui en hérita, comme étant celui de ses auditeurs qu'il avait jugé le plus à plaindre. Ce dernier s'approcha de son lit, le remercia, et combla de bénédictions son bienfaiteur. « Je me sens défaillir, dit enfin le pauvre Pierre d'une voix éteinte et languissante. Enterrez-moi, je vous prie, dans le cimetière de cet hôpital. Couvrez de la poussière des malheureux le corps corruptible que je vous laisse. »

C'est ainsi que Pierre termina son existence, après avoir subi la vieillesse la plus douloureuse; car, indépendamment du mauvais état de ses jambes, il était en proie aux insomnies les plus fatigantes. Quand il eut rendu le dernier soupir, soit illusion, soit réalité, on remarqua que son visage n'avait rien perdu de l'expression active de sa physionomie; on y retrouvait encore toute l'empreinte d'une aussi belle âme.

J'ai rassemblé, sur le caractère particulier de Pierre, beaucoup d'anecdotes que je crois superflu de reproduire. La considération dont il jouissait dans son infortune, avait jeté autour de lui une sorte de voile mystérieux qui provoquait la curiosité. Ses mœurs étaient graves et austères. On ne le voyait jamais rire, quelle que fût d'ailleurs sa satisfaction intérieure.

Comme il n'était pas donné à tout le monde de comprendre ses belles et judicieuses paroles, il y avait dans l'hôpital quelques individus qui s'abandonnaient à leur penchant particulier pour la moquerie; mais le disciple de Zénon n'était aucunement atteint par les sarcasmes dont il était l'objet; cette arme, qui n'a rien de commun avec le sérieux de la vie, lui était absolument inconnue.

Quand on cherchait à le blesser, il n'éprouvait pas la moindre émotion; et lorsqu'un esprit mal fait ou présomptueux s'avisait de le réfuter par des objections vaines et futiles, sa patience était exemplaire. C'était un parfait conciliateur; il cherchait à éteindre la haine partout où elle s'allumait; il mettait d'abord un peu de rudesse dans ses sages avertissemens; mais, par réflexion, il tempérait sa vivacité à la fin de toutes ses phrases ; accoutumé à se combattre, il ne laissait jamais échapper qu'une partie de son ressentiment.

Nous avons déjà fait mention de son extrême sobriété. Je lui présentai un jour des alimens d'une qualité supérieure, je lui fis pareillement apporter une provision de fruits habilement confits et sucrés ; il les refusa avec dédain, ainsi que des flacons d'un vin exquis que je lui avais destinés. Il s'imagina que je voulais le flétrir et attenter à sa doctrine. Il disait que son misérable corps avait toujours plus qu'il ne méritait. Il se faisait gloire d'être supérieur à toutes les tentations.

Phénomène extraordinaire! la lune semblait être le seul astre favorable aux inspirations de son âme. Le jour il se taisait, et on le voyait constamment absorbé dans ses rê-

veries mélancoliques. La mémoire de ce philosophe vertueux est restée en grande vénération à l'hôpital Saint-Louis ; et toutes les
fois qu'un malheureux s'y fait remarquer par
sa résignation, sa fermeté, son courage, on
dit toujours : *C'est comme était le pauvre
Pierre !*

CHAPITRE VIII.

DE L'ESPÉRANCE.

Pour qu'un bien nous flatte et nous réjouisse, quand nous parvenons à l'obtenir, il est bon que notre âme ait été préalablement agitée par le désir de l'avoir en notre possession. La nature semble en effet avoir attaché un sentiment délectable aux émotions qui résultent des vœux que nous formons, quand un grand espoir les accompagne. Que serait une vie où tout serait positif et inévitable, où les troubles de l'incertitude seraient étrangers à tous les mortels !

L'espérance devait donc habiter un monde où le bonheur n'est qu'en perspective ; car, tout ce qui constitue notre bien-être se trouve à peu près dans cette affection qui nous tient en haleine sur toutes les routes que nous parcourons. « Celui qui donna tout ce qu'il avait, et ne se réserva que l'espérance, dit un médecin célèbre, ne se fit pas un si mauvais partage que l'on se pourrait imaginer ; il prit pour lui tout ce qu'il y avait de plus doux dans la vie ; il choisit le bien le plus durable qui s'y puisse trouver. » [1]

L'homme en effet est le seul des êtres vivans qui soit heureux par ses espérances, qui les pleure quand il les a perdues ; il est le seul qui s'enivre de joie, en songeant aux causes qui pourraient réaliser la possession d'un objet désiré. Il suffit qu'il soit probable qu'un bien lui arrive, pour que son esprit s'attache à ce bien, pour que son imagination se plaise à embellir tous les avantages qui en proviennent.

Ainsi donc notre âme se complaît dans la poursuite du bien. Si l'on veut y réfléchir, il n'y a rien d'actuel dans les sensations que nous éprouvons ; c'est toujours dans l'avenir que nous posons le but de nos jouissances. Nous n'inventons, nous n'exécutons que pour arriver à un terme que nous appelons celui de nos désirs. Toute notre vie se consume en entreprises. Si l'homme se repose, c'est, comme on l'a dit, pour aller plus loin : détruire l'espérance, c'est presque vouloir arrêter le temps ; de là vient que les peintres nous la représentent comme une divinité riante,

[1] *Les Caractères des Passions*, par le sieur Cureau de La Chambre, conseiller du roi Louis XIII, et son médecin ordinaire, etc.

qui vient se montrer à chaque instant aux regards des malheureux.

Les divers degrés de chaleur que la nature met
dans toutes nos autres passions, se retrouvent
aussi dans nos espérances. Il faut attribuer à
ce phénomène la manière dont chacun combine ses forces, pour atteindre le même résultat
dans la conduite et la direction des affaires humaines. Que l'homme soit souverain ou sujet,
qu'il soit riche ou pauvre, il a des projets à concevoir, des désirs à satisfaire. Nul ne peut se contenter d'une puissance qui a des limites. Espérer,
c'est jouir ; le bonheur de l'homme est dans l'attrait de ce qu'il attend.

C'est parce que l'espérance est l'affection qui
se rattache le plus directement aux intérêts de
notre organisation, qu'il est impossible de s'en
séparer. Contemplez cette créature mourante,
naguère parée de tous les attraits de la jeunesse :
le péril qui l'environne est au-dessus des ressources de l'art ; sa vie ne brille plus que d'une
flamme incertaine ; la parole expire sur ses lèvres
décolorées ; l'espérance se montre néanmoins
dans son langage et dans ses actions. Ses forces
s'abattent ; mais, prompte à oublier tout ce qu'elle
éprouve, son âme se relève, et ses tristes regards

se raniment à la moindre consolation qu'on vient lui offrir. Ses mains, glacées par le frisson précurseur du trépas, arrangent encore ses atours. Elle rêve les apprêts d'un hymen ; elle sourit à l'aspect d'une fête qu'on lui prépare.

Un de nos plus anciens physiologistes a décrit avec vérité les principaux phénomènes physiques de cette passion conservatrice [1]. Celui qui espère, dit-il, a plus de fermeté dans la voix, plus d'assurance dans les regards : son visage exprime la confiance ; il est empreint de sérénité. Ses forces augmentent toutes les fois qu'il s'agit d'une entreprise à accomplir. L'espérance met en jeu tous les ressorts du système sensible ; elle entretient dans le sang une douce et vivifiante chaleur. C'est l'affection la plus favorable à l'équilibre, à l'harmonie des fonctions humaines.

L'espérance donne des émotions dont le cœur est avide, parce que l'âme chérit tout ce qui la met agréablement en action : de là vient que notre imagination va toujours en aplanissant les obstacles ; de là vient que l'homme est toujours porté à bien présumer de sa fortune. Cet heureux mouvement s'établit dans son cerveau,

[1] Ouvrage cité de Cureau de La Chambre.

même au milieu des rêves qui viennent agiter son sommeil. L'espérance donne l'impulsion au cours de nos idées, et nous ramène toujours vers ce qui n'existe pas encore ; il y a certainement une sorte de bonheur dans toutes les peines que l'on se donne pour réaliser les projets qu'on a conçus.

C'est à tort que des esprits sombres ont représenté l'espérance comme un rêve creux et mensonger, propre à nous abuser dans nos infortunes. Quand on pense à tout le bien qu'elle fait opérer sur la terre, on ne saurait l'envisager comme une affection vaine et illusoire. Jetons les yeux sur une ville qui commence ; nous y verrons chaque habitant regarder la fortune publique comme l'objet le plus ardent de ses vœux ; nous verrons tous les citoyens s'estimer heureux de ce qu'on ouvre une carrière nouvelle à leur activité. L'homme est tellement organisé pour l'espérance, que la nature entière semble ne s'animer que pour répondre à ses désirs, que pour le combler des dons qu'elle lui réserve.

Toutefois, l'espérance est une passion mixte, ainsi que tous les physiologistes le remarquent. La peur l'accompagne, comme pour en amortir les élans ou pour en diminuer le charme. L'homme est presque toujours en face du bien qu'il espère et du mal qu'il redoute; les sentimens les plus contraires s'entremêlent, pour ainsi dire, dans son économie morale; et tous les accidens heureux et malheureux viennent successivement imprimer leur teinte aux mouvemens de son âme.

L'homme est un être menacé sans cesse par le destin; l'aspect d'un criminel livré à l'opinion de ses juges nous montre assez combien l'espérance est incertaine, et comme elle touche de près à la peur. Le marin est comme le joueur; son âme flotte continuellement dans les craintes, les inquiétudes, les perplexités : voyez pourtant comme il prend confiance dans les avertissemens que lui donnent certains oiseaux ; avec quelle avidité il écoute les vents pour en étudier le souffle et la direction. S'il a perdu l'espérance de revoir son pays, voyez comme il la reprend aussitôt que le ciel est sans nuage, et que les voiles de son heureuse frégate s'enflent au gré des zéphirs.

L'abattement le plus sinistre succède d'ordinaire aux espérances trompées; cette chute de l'âme déconcertée est même souvent suivie de la mort. On a décrit la fin tragique d'un homme qui, dans un commun naufrage, s'étant jeté à l'eau pour sauver une jeune épouse qu'il adorait, ramena sur le rivage une autre femme que la sienne.

Thésée reçoit l'ordre d'aller en Crète pour exterminer le Minotaure; mais Égée son père lui recommande expressément de mettre des voiles blanches au vaisseau qui le ramenera vainqueur; celui-ci trop occupé de son triomphe, oublie la promesse qu'il a faite; il revient avec les mêmes voiles qui l'ont dirigé vers ce mémorable combat. Le roi d'Athènes, impatient de revoir un fils qu'il aime, monte sur un rocher qui domine sur la mer; il n'aperçoit pas le signe convenu, le chagrin qu'il éprouve fait qu'il se précipite au milieu des flots.

Souvent la vue d'un péril auquel il paraît d'abord impossible de se soustraire, porte l'homme à des actes inattendus, qui le font promptement arriver au but qu'il ambitionne. Le désespoir, dans quelques cas, roidit notre âme contre l'infortune. Il est des circonstances où notre raison, tout à coup avertie des obstacles insurmontables qui vont s'opposer à nos projets, rassemble toutes les forces pour les prodiguer, pour ainsi dire, en un instant. Ce qu'on obtient alors vient d'un grand effet de la volonté, qui chez certains individus est d'une énergie qu'on ne peut concevoir; cette faculté agit en introduisant en nous une sorte de fureur aveugle qui, comme le dit un ancien, *grossit* momentanément le courage.

Il est une espérance immodérée, qu'on qualifie du nom de *présomption*, et qui vient de la trop grande opinion qu'on a de ses forces. Les philosophes ont eu raison de la proscrire, ou de donner des règles pour la modérer. Hélas! l'homme passe souvent sa vie à se promettre des biens qu'il n'obtient pas; ses désirs renaissans le rendent impatient et téméraire. N'est-ce pas un grand malheur que d'aspirer à tout sur la terre, et la défiance n'a-t-elle pas ses avantages, puisqu'elle met un frein à tous les vains désirs qui nous tourmentent?

De quelque manière qu'on l'envisage, l'espérance n'en est pas moins le principe immédiat de tout mouvement social, et de tous les efforts que les hommes font pour se maintenir sur la terre. Quand elle réside au fond des cœurs, on n'aperçoit plus les obstacles que d'une manière confuse; c'est la passion la plus persuasive; qu'on ne s'étonne donc pas, si elle est le bien que nous avons le plus agrandi. C'est par elle que nous aimons à vivre, et c'est aussi par elle que nous nous résignons à mourir. L'espérance est ici-bas la divinité sensible de tous les mortels : sans elle que ferions-nous au milieu des maux dont l'univers abonde? L'homme ne soupire-t-il pas après un bonheur impérissable? que deviendrait la vertu si on la déshéritait de son espérance?

CHAPITRE IX.

DE LA PEUR.

La peur est un état de l'âme tout-à-fait contraire à celui qui constitue le courage. Elle n'est pas toujours un symptôme de la faiblesse de notre organisation, comme tant de gens le croient et le prétendent; car il est une multitude d'hommes d'un physique grêle et débile, qui sont très médiocrement affectés par ce sentiment. On en voit souvent qui sont doués de la plus petite stature, et qui n'en exercent pas moins la réaction la plus énergique contre les êtres qui sont, du moins en apparence, les plus vigoureux et les plus robustes.

La peur entre dans le système de conservation, si bien ordonné par la nature, en déterminant l'animal qui en est affecté à prendre la fuite pour se soustraire au danger. Il est même remarquable que les animaux les plus susceptibles de concevoir un pareil sentiment sont aussi ceux qui courent avec le plus de vitesse : tels sont le lièvre, le chevreuil, etc. Tous les quadrupèdes qui ont les pieds de devant courts et le train postérieur très long, sont organisés pour la peur, et par conséquent pour la fuite. Le bouquetin des Alpes, que la moindre cause épouvante, est surtout remarquable par la rapidité prodigieuse de sa course; plus agile que l'éclair, il franchit en peu d'instans des abîmes sans nombre, et s'élance au milieu des pics les plus escarpés, par des sauts successifs qui ressemblent aux rebondissemens d'un globe élastique.

Souvent aussi l'excès de la peur agit d'une manière opposée sur nos organes, et les met dans l'impuissance absolue de se mouvoir pour se dérober au danger. Beaucoup d'oiseaux chancellent comme s'ils étaient paralysés, et se blottissent sous l'herbe à l'aspect de l'épervier. Les quadrupèdes s'arrêtent pareillement à la vue de quelques reptiles monstrueux de l'Afrique. On dirait que leur sang se glace, et qu'ils sont, en quelque sorte, cloués à la terre. Dans les forêts de l'Asie, les chiens et les chevaux éprouvent le même effet à l'approche du tigre. Le spasme qui résulte d'une crainte subite les rend tout-à-fait immobiles. Un voyageur rapporte qu'un énorme boa s'était dressé sur un arbre à l'entrée d'une forêt; il fascinait par ses regards une troupe de singes qui tournaient

autour de lui en poussant des cris lamentables :
ces pauvres animaux ne pouvaient s'éloigner malgré l'agilité qui les constitue. Les Indiens attri-
buent ce phénomène à une espèce d'enchantement. Ce qu'il y a de positif, c'est que l'homme
lui-même est quelquefois sous l'influence de ce
pouvoir magique. J'ai lu quelque part qu'un chas-
seur, s'étant égaré dans les déserts de la Guyane,
fut tout à coup comme asphyxié par la présence
d'un serpent à sonnettes qui, ouvrant sa gueule,
le fixait avec des yeux enflammés de colère.

Chez la plupart des animaux, la peur n'est le
plus souvent qu'une sensation fugitive et passagère ; elle ne dure que pendant le temps du
danger. Il n'y a que l'homme qui ait le triste
privilége de grossir et de prolonger ce sentiment
à travers le prisme de son imagination : l'homme
est le seul de tous les êtres vivans que le tonnerre
fasse trembler, sans doute parce qu'il en connaît
les effets sinistres.

C'est l'incertitude qui crée la peur que nous
éprouvons quand nous sommes au milieu des
ténèbres. Dans l'obscurité, nous nous forgeons
des monstres prêts à nous dévorer ou à nous
nuire ; les cavernes, les souterrains, les laby-
rinthes, inspirent pareillement une crainte qui

répand le trouble dans toutes les fonctions, et nous ne sommes véritablement rassurés que lorsqu'une lampe officieuse nous prête sa clarté. Un bruit inattendu, une commotion extraordinaire, la chute d'un corps grave et qui heurte un obstacle avec violence, produisent un résultat analogue, par l'ignorance où nous nous trouvons des périls qui pourraient exister autour de nous.

La sensation de la peur tourmente l'homme jusque dans son sommeil; elle vient inquiéter les malheureux dans l'acte même qui devrait suspendre le cours de leurs peines; elle les éveille en sursaut après les avoir violemment agités par des rêves sinistres. Leur front se couvre d'une sueur froide; ils tombent dans une sorte d'épuisement; tous leurs nerfs, tous leurs muscles, sont agités d'un tremblement universel. Un accès de cauchemar n'est souvent qu'un accès de terreur. Les visions de la nuit présentent communément à celui qui les éprouve, des gouffres, des précipices, des abîmes sans fond, des monstres, et tout ce qu'on peut imaginer de plus redoutable. Il est manifeste que les présages, les pressentimens, sont enfans de la peur. Les anciens croyaient à certaines apparitions comme à des avis du ciel.

Il n'est pas nécessaire que le danger soit certain pour que la peur prenne naissance dans le cœur de l'homme : il suffit qu'il soit probable. Vous devez traverser les déserts de l'Afrique : vous croyez déjà entendre les rugissemens des tigres et des panthères ; mille terreurs vous environnent. C'est ainsi qu'un individu qu'on embarque pour la première fois, redoute déjà le naufrage, et qu'il lui faut les motifs les plus puissans pour l'engager à parcourir les mers. A peine est-il parti, que le moindre soulèvement des vagues porte l'épouvante dans son âme ; tout est à ses yeux d'un mauvais présage ; il est glacé de frayeur à l'aspect des nuages sillonnés par les éclairs, et qui roulent comme des tourbillons dans l'espace ; il s'imagine voir se renouveler pour lui les horribles scènes qui se passent sur l'Océan. Toutes les fois que le vaisseau s'incline et que les vents manifestent un peu plus de violence, il frémit et promène des regards désespérés sur l'horizon.

La peur s'empare de nous, même à l'idée des maux dont nous nous trouvons individuellement garantis. Un infortuné qu'un accès d'épilepsie vient surprendre en notre présence est pour nous un objet de terreur ; nous éprouvons une pareille sensation quand nous sommes sur le bord d'un précipice, et nous n'osons le contempler sans frémir. On connaît l'effet journellement produit sur le cerveau des femmes par certaines représentations théâtrales. Ce sentiment de la peur, artificiellement suscité, n'est même pas sans attrait pour l'imagination ; et nous en avons fait un ressort dramatique pour émouvoir le système sensible et exciter un grand intérêt dans notre âme. Dans les spectacles, on a tiré parti de la peur pour procurer une sorte de joie. *Homo occiditur in hominis voluptatem.* C'est ainsi que la populace espagnole se délecte à voir l'homme lutter contre un taureau furieux ; et celui qui risque sa vie pour le plaisir des autres se pare d'un vêtement doré pour ce genre de combat.

La peur commence avec la vie ; on nous élève par la peur, on nous gouverne par elle ; la peur nous comprime pendant tout le cours de notre existence : on dirait que nous n'arrivons dans le monde que pour nous inspirer réciproquement cette pénible et funeste sensation ; on se plaît même à la développer de bonne heure chez les enfans, par les fictions et les fables dont on alimente leur imagination alarmée. Rien n'est donc plus redoutable pour l'homme que l'homme lui-même ; et c'est pour se défendre contre les siens qu'il s'efforce de rendre inaccessibles les portes de sa demeure.

L'homme tremble à l'aspect de l'homme. L'apparition d'un voleur, d'un assassin au milieu des ténèbres de la nuit, peut déterminer un saisissement auquel on ne résiste pas. L'homme a d'ailleurs partout des sujets de crainte et de perplexité ; il a la peur des orages, la peur des épidémies, la peur des tyrans, la peur du présent, la peur de l'avenir, la peur de la vie, la peur de la mort ; il se sent défaillir à la vue d'un serpent qui s'élance à l'improviste du milieu d'un buisson ; il évite avec soin jusqu'aux insectes qui peuvent se rencontrer sous ses pas.

La peur nous poursuit dans la solitude ; nul doute que ce ne soit ce sentiment, aussi-bien que le besoin d'établir des relations, qui a déterminé les premiers hommes à bâtir leurs habitations auprès de celles de leurs semblables : ce qui a donné naissance aux bourgs, aux villages, aux grandes cités ; leur instinct a dû les porter dans tous les temps à se fortifier par le voisinage. L'aigle, le tigre, le lion, etc., n'en agissent point ainsi ; ils n'ont rien à redouter de leur isolement, puisque tous les autres animaux prennent la fuite à leur aspect.

On ne peut se défendre d'une profonde affliction quand on songe qu'il y a au moins un tiers de l'espèce humaine moissonné par les effets terribles de la peur. Dans mille cas, cette passion détermine une mort soudaine chez l'individu qui a la faiblesse de s'y abandonner. On n'ignore pas combien elle est pernicieuse dans le cours des plus graves maladies. Quand la peste ravage une contrée, on ferait un long catalogue des victimes de la peur. Lorsque, dans un vaisseau qui est depuis long-temps en butte aux vents contraires, les passagers se laissent pénétrer par cette sensation funeste, on observe que le scorbut étend ses ravages avec une célérité alarmante. L'effroi qu'éprouvent les individus renfermés dans une ville assiégée donne le même résultat.

L'espèce humaine est sujette à beaucoup de maladies dont le principal caractère est de produire le sentiment de la peur : telles sont la paralysie, l'hypocondrie, etc. L'état d'abattement qui suit l'apparition de ces maux est le plus grand obstacle que les médecins trouvent pour assurer le succès de leurs traitemens ; la peur est presque toujours le phénomène le plus saillant de la monomanie. Voyez ce qui se passe à l'hôpital des fous : l'un croit avoir avalé un serpent ; l'autre prétend être poursuivi par un esprit malin ; un troisième s'imagine qu'on lui prépare partout du poison, etc.

La peur est une contagion rapide ; son action est en quelque sorte instantanée. Vous connaissez ces signaux mystérieux à l'aide desquels les volontés, les ordres, les événemens se transmettent avec tant de vitesse : ainsi marche la peur de contrée en contrée ; la plus légère cause peut la faire naître ; souvent même elle tire son origine d'un vain fantôme : en quelques minutes elle gagne une grande masse d'individus. Les sentimens communicatifs ressemblent à l'orage qui, à mesure qu'il marche, grossit et s'étend sur un horizon immense. La peur est d'ailleurs la sensation qu'on dissimule le moins. Pour la propager, il suffit que les hommes se regardent ; la physionomie trahit bientôt l'état de leur âme.

Il est des hommes qui, par état ou par des circonstances relatives à leur manière d'exister, ont appris à surmonter le sentiment de la peur : tels sont et ont été dans tous les temps ces corsaires, ces chevaliers errans, habitués à une vie aventureuse, qu'on voit se réjouir dans l'espoir d'un combat, et qui confient leur existence au hasard pour conquérir la sécurité d'un avenir incertain. Le sentiment de la peur est généralement interdit à tous les hommes de guerre ; c'est même pour l'inspirer aux autres que la plupart d'entre eux se fabriquent des casques

avec des fourrures d'ours, de tigre ou de pan-
thère, avec les crinières de leurs chevaux. Leur
but est de terrifier leurs ennemis par ces panaches
effrayans; ils cherchent même à se donner quelque chose de rude et de farouche par l'expression
de la physionomie; ils laissent croître leur barbe,
pour imprimer à leur visage une sorte de férocité.

La peur est souvent aussi chimérique que l'espérance; et il est des gens qui, par une disposition défectueuse de leur organisme, voient toujours dans l'avenir des maux qui n'arrivent pas.
Toutefois, on peut vaincre ce sentiment naturel
en produisant une grande excitation morale. C'est
à quoi tendent les sons d'une musique guerrière
et les harangues des capitaines, quand on est sur
le point de livrer un combat. On observe pareillement que les hommes lâches et pusillanimes
cherchent à se ranimer par l'abondance de leurs
paroles et par la violence de leurs discours. La
colère, comme l'a dit un ancien, est l'*éperon* du
courage; et sous ce point de vue, il faut aussi la
considérer comme un préservatif contre la peur.
La nature en a fait présent aux êtres faibles, parce
qu'elle accroît momentanément le système des
forces, et les rend par ce moyen susceptibles de
résister aux plus grands dangers.

La peur est-elle un sentiment inné? est-elle
une funeste acquisition de notre expérience? Je
n'oserais résoudre cette question. Cependant,
lorsque des voyageurs ont pénétré pour la première fois dans un pays inhabité par l'espèce
humaine, ils n'ont pas été peu surpris d'y rencontrer une multitude d'oiseaux qui n'éprouvaient
aucune frayeur à leur aspect. Un naturaliste de
ma connaissance fut jeté dans une île déserte où
il trouva des animaux qui ne songeaient point à
fuir, qui se laissaient prendre à la main et venaient manger à côté de lui. Il finit par avoir peur
lui-même de l'espèce de familiarité avec laquelle
certains quadrupèdes s'approchaient pour le flai-
rer. Il s'avançait d'un pas timide et craintif au
milieu de ces plages inconnues.

Quoique les impressions de la peur soient intérieures et profondes, elles se décèlent néanmoins
par des signes extérieurs et sensibles. Rien, par
exemple, n'enlaidit le visage comme l'état habituel de contrainte où elle jette l'homme, dans quelques parties du globe. Tous les voyageurs qui ont
parcouru les forêts de l'Inde rapportent que les
individus attachés à la caste infortunée et vaga-
bonde des Paria, ont les traits de la face hideux
et repoussans, qu'il est difficile d'en supporter
l'aspect. L'empreinte de la peur a quelque chose

d'antipathique qu'on ne peut considérer sans être comprimé d'un mortel effroi.

Le premier effet de cette passion ressemble beaucoup au frisson par lequel débute la fièvre. Ceux qui l'éprouvent sont affectés d'une sorte de resserrement spasmodique; leurs muscles tremblent, leur visage pâlit, leur langue reste glacée et comme immobile pendant toute la durée de la sensation. Un froid subit semble opérer la rétrocession du sang de l'extérieur à l'intérieur. On se sert communément du mot *atterrer* pour rendre un des phénomènes les plus ordinaires de la peur: l'expression est pleine de justesse; car la précaution de tout individu saisi par la crainte est de se cacher, de s'ensevelir dans une retraite, de s'anéantir, pour ainsi dire, devant l'ennemi qui le poursuit.

La peur comprime toutes les fonctions assimilatrices; elle arrête ou ralentit instantanément l'acte de la respiration. On lit, dans les mémoires de nos jours, une anecdote qui se rapporte directement à ce phénomène physiologique. Il s'agit d'un conquérant redoutable qui a dominé sur notre patrie avec un grand éclat de puissance et de renommée. Lorsqu'il parcourait ses vastes salons, où des milliers de courtisans l'attendaient, il les tenait, par sa présence, dans un tel état de gêne et d'asservissement, que leur haleine en était en quelque sorte suspendue ; mais à peine était-il sorti, que les individus rassemblés reprenaient le libre usage de cette fonction ; on entendait, pour ainsi dire, les libres contractions de leurs poumons, ainsi que les balancemens alternatifs de leur diaphragme. Telle était l'influence d'un homme qui regardait la peur comme l'un des plus importans ressorts de la politique humaine.

Le phénomène de la peur, considéré dans le monde moral, conduirait aux développemens les plus étendus. Je pourrais la peindre quand elle met à nu l'égoïsme de la nature humaine, quand elle imprime à l'âme des mouvemens faux et serviles qui la dégradent, quand elle pétrifie le cœur de l'esclave, quand elle étouffe les cris de toutes les consciences ; mais la plume se refuse à de pareils tableaux. Disons plutôt que la peur est aussi une de ces affections d'où dérivent les plus grands avantages. Elle suppose qu'on n'est pas toujours malheureux, puisqu'on a quelque chose à perdre. Les biens que nous possédons auraient moins d'attrait pour nous, si nous n'avions pas constamment sous nos yeux les maux qui peuvent en amener la fin ; la peur est un moyen de doubler en quelque sorte les plaisirs qu'ils nous procurent.

La peur provoque d'ailleurs la prudence, dont il sera question dans le chapitre qui suit. Cet enchaînement, ces rapports réciproques de nos affections, sont intéressans à considérer. Le monde est plein d'individus que la folie exalte et jette toujours au-delà du vrai. Ceux qui ont approfondi les mystères de la vie sociale usent salutairement de cette passion, pour contenir l'effervescence d'une organisation trop active. La peur aussi-bien que le courage, a donc son utilité dans les institutions de la providence. On triomphe du malheur par le courage, on s'en préserve par la peur.

CHAPITRE X.

DE LA PRUDENCE.

La prudence est la faculté de prévoir, par le secours de la raison, ce qui est favorable ou funeste à notre conservation personnelle. Cette faculté, malheureusement trop tardive, est en quelque sorte destinée à nous défendre contre les chances du hasard. La nature semble l'avoir donnée à tout être vivant, comme une boussole, pour le diriger et le conduire au milieu des orages qui agitent notre existence passagère.

L'exercice de la prudence suppose les leçons de l'expérience. De là vient que, dans la mythologie des anciens, on la représente comme une divinité à deux visages, dont l'un se retourne vers le passé, et l'autre se dirige vers l'avenir.

On peut donc regarder la prudence comme la faculté essentiellement conservatrice des êtres vivans. Sans la prudence, que deviendrait le monde animé? Retranchez-la de cet univers, et vous pourrez calculer d'avance les maux sans nombre qui vont l'assaillir. Partout les faibles seront à la merci des forts ; la terre sera dominée par les brigands ; la mer sera couverte de naufrages ; rien n'aura été prévu pour résister aux désordres des élémens ; les débordemens des fleuves vont submerger les moissons. Comment se garantir des intempéries de l'air, des effets sinistres de la foudre ? Le toit hospitalier ne sera point réparé ; les arbres ne seront point replantés ; la famine désolera nos villes : nos troupeaux iront s'abreuver à des sources empoisonnées ; on les verra brouter les plantes vénéneuses qui infestent nos prairies, ce qui est contraire aux faits observés. Il est rare en effet que l'animal se trompe lorsqu'il s'agit d'éviter ce qui est contraire au maintien et à l'intégrité de son organisation.

La prudence est une faculté essentiellement délibérante ; c'est plutôt une vertu qu'une passion. Elle est le gouvernail de l'âme, pour me servir de l'expression d'un ancien : elle la dirige contre les mouvemens irréguliers que peuvent lui imprimer les vices d'une organisation défectueuse ; elle assigne de justes limites aux actions morales ; c'est la raison perfectionnée de l'être vivant. La fortune peut avoir sa part dans les choses humaines ; mais il faut croire aussi que la prudence et l'habileté réussissent trop souvent pour ne pas être considérées comme des causes actives des événemens de la vie.

Combien de fois n'a-t-on pas à regretter d'avoir trop peu suivi les conseils de la prudence! combien d'hommes ne disent-ils pas : *Si on m'avait écouté, si on m'avait cru, nous n'aurions pas à déplorer les suites d'un pareil accident, etc.!* Avec quel art sublime Homère met sans cesse en action cette incomparable vertu! on dirait qu'il est doué d'une sorte de divination. Quand les vieillards ont profondément médité sur les causes de la décadence des empires, il est naturel qu'ils aient le droit de commander l'estime et la déférence pour leurs opinions. Ils peuvent imprimer à la volonté des déterminations plus sages et plus précises; c'est par la connaissance du passé que l'on se rend maître de l'avenir. Épicure lui-même regardait la prudence comme le premier appui du bonheur de l'homme sur la terre.

La prudence a ceci de commun avec le sentiment de la peur, qu'elle est spécialement un principe de conservation pour tous les êtres faibles. C'est ainsi qu'elle brille moins dans l'audacieux épervier que dans l'oiseau timide qui doit devenir sa proie. C'est ainsi que l'homme qui a reçu de la nature une complexion débile est aussi celui qui communément use le mieux de la prudence. Il se dirige toujours d'après cette faculté dans la science pratique de la vie, et il combine tous ses moyens de salut d'après une association d'idées qu'elle lui suggère.

Si la faculté de la prudence est souvent nulle chez le sauvage qui déracine l'arbre pour en avoir le fruit, il faut avouer qu'elle est susceptible d'un perfectionnement extraordinaire au sein de la commune civilisation. Nous lui devons l'art de nous vêtir pour nous préserver de la rigueur des frimas; les biens dont la fortune nous comble ne se conservent que par des soins, par des précautions dont la connaissance est importante. L'homme policé s'arme constamment de la prudence pour déjouer toutes les chances hasardeuses de son existence. C'est ce qui a amené tant de change-mens utiles dans la construction des maisons, des édifices, et de tout ce qui sert aux commodités de la vie. L'homme va jusqu'à consulter ses sem-blables, toutes les fois qu'il les croit plus éclairés que lui sur des accidens qui peuvent répandre du trouble dans ses fonctions physiques et en déranger l'organisation.

C'est la prudence qui fait que nous cherchons

à conserver l'estime, la considération, surtout la bienveillance et l'amitié de nos semblables. C'est la prudence qui donne la direction la plus avantageuse aux mœurs sociales; elle a fait inventer les égards, les prévenances, la politesse dont nous usons envers tous les hommes qui entrent en communication avec nous; car nous désirons que nos contemporains aient intérêt à nous servir, et nous craignons de blesser ceux qui pourraient un jour user de représailles envers nous ou envers nos proches.

Toutes les fois que la prudence ne se rapporte qu'à notre sûreté personnelle, cette qualité n'obtient qu'une estime médiocre dans l'opinion des hommes, parce qu'elle est trop empreinte de l'amour de soi; mais quand ses résultats s'appliquent à tout un peuple, à toute une nation, on lui accorde les plus grands éloges. De là vient que la prudence est d'un prix infini dans le corps social. Celui qui la fait servir à l'intérêt public est un être précieux pour ses concitoyens, qui lui doivent leurs moyens de richesse et de prospérité.

La prudence est donc la vertu la plus immédiatement applicable au bonheur de la vie. Dans toutes les sociétés policées, elle est invoquée pour donner suite aux plus vastes et aux plus importans desseins. Une des plus utiles institutions qu'on ait pu imaginer dans un état, est sans contredit celle qui réunit autour du prince qui le gouverne un certain nombre d'hommes particulièrement doués du don de la prudence. Ce sont des esprits qui s'interrogent, et dont les communications réciproques font tourner au profit commun les fruits de la sagesse et de la maturité. Ces conseils privés n'ont pas même l'inconvénient des assemblées tumultueuses. Là, chacun aperçoit et discute avec sagacité les points les plus difficultueux qui touchent à la félicité publique. C'est là qu'on approfondit tous les rapports d'une question, et qu'on démêle tous ses nœuds avec autant de facilité que d'avantage.

Il est en effet des hommes essentiellement créés pour faire éclater la prudence; il est des esprits qui conçoivent, combinent et apprécient rapidement toutes les idées; qui tranchent toutes les difficultés; qui saisissent la vérité par toutes ses faces, et qui dirigent sur tous les objets la vue la plus nette et la plus distincte: il part de leurs âmes comme autant de rayons qui éclairent les discussions les plus importantes. Ces hommes servent efficacement la patrie par la fécondité de leurs ressources, par la finesse de leurs aperçus, par la sûreté de leur jugement.

Mais la prudence n'est pas seulement un attribut exigible pour l'homme d'état ; elle est à chaque instant nécessaire dans toutes les professions de l'ordre civil ; car nous avons peu d'estime pour celui qui n'a pas prévu les malheurs d'une entreprise périlleuse, qui a mis sans discernement son or ou celui de ses proches dans la balance incertaine de la fortune, qui a mal profité de ses faveurs, qui s'est égaré dans des spéculations commerciales, qui a mal calculé les événemens, etc. On ne pardonne le défaut de prudence que lorsque les calamités qui en résultent sont déterminées par un excès de courage ou de quelque haute vertu.

La prudence suit l'homme jusqu'au milieu des combats. Représentez-vous un guerrier que cette vertu rend invincible : l'art de diriger la marche de son armée suppose en lui une multitude d'idées qu'il a dû acquérir par des études profondes et par une expérience laborieuse, souvent même par de longs malheurs. Quel art particulier ne faut-il pas pour imprimer à une grande masse d'hommes une puissance qui résulte de la subordination et du devoir ! de quelle prudence on a besoin pour soumettre et diriger cette multitude de passions jeunes et vigoureuses qui doivent obéir au même signal ! ce sont autant de volontés qui se taisent ou plutôt qui se confondent en une.

Quelle sagesse pour livrer ou éviter l'attaque, pour coordonner le plan de défense, pour ne pas risquer ses bataillons, pour choisir le lieu, le jour et l'heure du combat, pour distribuer les emplois, pour communiquer ou transmettre les ordres, pour ranimer le courage, pour réprimer la cupidité, pour contenir la fureur dans de justes bornes, pour réchauffer ou modérer l'enthousiasme, pour n'entrer qu'à propos dans une ville assiégée, etc. Ainsi, chez l'homme civilisé, la vengeance a été réduite en art par la prudence.

L'homme qui use avec excès de la prudence a une physionomie qui le caractérise; l'air de la réserve se distingue sur son visage; mais quelquefois il manque de franchise : il est en général discret, taciturne; il ne s'explique jamais sur les personnes, de peur d'encourir l'animadversion de ses semblables; il vit communément retiré, solitaire; calcule sa conduite, pèse ses actions, en apprécie d'avance les suites et les résultats; il ne se détermine que d'après des réflexions profondes; il observe jusqu'à la minutie, les habitudes, les usages; il est scrupuleux sur les égards que l'on doit au rang, à la naissance; il craint d'empiéter sur le domaine d'autrui; il ne dépasse jamais le cercle de ses obligations et de ses devoirs; on ne le trouve guère dans les conspirations, dans les querelles de parti ; il n'est pas même une jouissance dont il ne redoute les conséquences fâcheuses pour sa tranquillité individuelle.

L'homme qui est trop prudent joue souvent le rôle d'un fâcheux, parce qu'il annonce des malheurs auxquels on aime à ne pas croire ; tant il est vrai qu'il n'est point de vertu qu'on n'exagère. C'est la prudence qui nous rend économes ; mais c'est elle aussi qui nous rend avares.

La prudence est une faculté dont les idiots et les aliénés manquent absolument : on est contraint de les isoler, souvent même de les contenir par les plus forts liens, pour empêcher le désordre et l'irrégularité de leurs actions. Un pauvre crétin, placé sur une chaise et exposé aux rayons du soleil, ne saura pas se garantir d'un coup de pied de cheval, des attaques d'un chien furieux, d'un torrent de pluie qui tombera tout à coup sur sa tête, etc. ; il a besoin que l'officieuse vigilance de ses voisins vienne le préserver du péril qui le menace : l'imprudence qui tient à l'altération des facultés intellectuelles n'excite communément que la pitié.

Je ne sais jusqu'à quel point les animaux sont

doués de la prudence ; mais on peut dire que tous en sont pourvus, puisque tous sont dominés par l'instinct de conservation. Quand l'horizon s'obscurcit, quand le tonnerre gronde, les mouches se retirent dans les maisons, où l'hirondelle les poursuit. Qui croirait qu'une qualité aussi supérieure que la prudence puisse se déployer avec tous ses avantages dans des êtres aussi petits que des fourmis? Il est néanmoins certain que ces insectes connaissent la dépendance et la liaison des choses, qu'ils tirent des conclusions de tout ce qu'ils observent, pour la sûreté et le maintien de leur existence. Il est certain qu'il est des points relatifs à leur conservation sur lesquels la nature les a rendus tout-à-fait raisonnables, qu'il ne leur manque aucun degré d'intelligence toutes les fois qu'il s'agit de se garantir de la famine ou de l'injure des élémens.

Chaque être animé sur la terre a donc son rang et ses avantages dans le monde idéal et intellectuel. La taupe a, pour ainsi dire, le sens de la prudence. Mais ce sont les chasseurs qu'il faut surtout interroger sur la prudence des lièvres, des lapins, des cerfs, etc. C'est surtout chez ces animaux qu'il faut admirer cette qualité exquise qui prend le nom de *circonspection*, et qui consiste à s'enquérir de tout ce qui se passe autour de soi. C'est un fait mille fois répété par les colons de l'Amérique, que, lorsque les singes veulent piller une habitation, on les voit placer des sentinelles à l'entrée, et se faire passer successivement les fruits à mesure qu'ils les dérobent.

Un phénomène non moins propre à exciter la surprise des naturalistes, est cet instinct conservateur donné à tous les êtres sensibles, à l'aide duquel ils savent si bien lutter contre tout ce qui est contraire à leur bien-être ou aux besoins de leur organisation. Le célèbre professeur M. Geoffroy Saint-Hilaire m'a communiqué un fait relatif à un castor vivant qu'on avait apporté au Muséum d'histoire naturelle de Paris. Une nuit que le froid était excessif, cet industrieux animal se servit de la grille de sa cage, comme d'un canevas, pour en faire un mur impénétrable, avec un art digne de la prudence la plus consommée; il employa, pour arriver à ce but, des fragmens de carottes et quelques autres légumes qu'on lui avait donnés pour sa nourriture. La nature a deux grands avertissemens pour instruire les êtres vivans de ce qui leur est salutaire ou nuisible : le plaisir et la douleur.

Les animaux qui paraissent être les moins intelligens font éclater une prudence qui confond d'étonnement le physiologiste observateur. Prenons pour exemple les marmottes, qui se plaisent à résider sur les sommets inabordables des montagnes de la Savoie : elles établissent leurs demeures dans l'intérieur des grottes désertes, au milieu des rocs sauvages et solitaires, pour y subir pendant l'hiver leur engourdissement léthargique. Mais aussitôt que la saison du froid s'éloigne, elles se réveillent et se raniment en quelque sorte avec la nature. Rien surtout n'est plus intéressant à considérer que les marmottes mères abandonnant leurs retraites au point du jour pour aller brouter l'herbe et déterrer les racines des végétaux. Pendant que leurs nombreux petits saluent l'aube matinale de leurs jeux répétés, et courent çà et là sur le gazon, on les voit lever leur tête par intervalles et promener un œil vigilant autour de leur progéniture, pour la préserver de tous dangers. Les marmottes vont souvent par troupes chercher leur nourriture dans les bois : là, dans un état continuel de crainte et de méfiance, elles s'avertissent réciproquement des périls qui pourraient les menacer. Au moindre bruit, la première d'entre elles qui l'entend donne le signal de la fuite par un cri perçant semblable à un coup de sifflet ordinaire : ce cri est aussitôt et successivement répété par chacun de ces animaux, qui disparaissent au même instant.

Je cite ce fait, et j'en pourrais alléguer mille autres ; car il n'est point jusqu'au plus chétif des insectes qui ne soit plus ou moins profondément imprégné de ce principe de la prudence, comme d'une arme pour sa sûreté personnelle, de cette faculté régulatrice qui l'instruit à éviter tout ce qui est incompatible avec sa prospérité indivi- duelle. Ainsi donc chaque être ici-bas est, pour ainsi dire, confié à lui-même, et s'enquiert de toutes les circonstances qui peuvent le maintenir dans un état de bien-être plus ou moins parfait. Cette sorte de science innée se développe pro- gressivement avec son organisation ; nul d'entre eux n'est abandonné aux chances du hasard.

La prudence est donc un guide qui nous fait arriver à tous les résultats dans lesquels consiste toute la perfection dont notre nature est suscep- tible ; elle entre en première ligne dans le plan de notre constitution morale. Mais si l'animal n'en use que pour se défendre et pour s'assurer de tout ce qui est nécessaire aux besoins du corps, il appartenait à l'homme d'en faire une vertu, en lui donnant pour but spécial le bonheur et la conservation de ses semblables.

CHAPITRE XI.

DE LA PARESSE.

Qui croirait que la paresse est aussi une passion ! Il est certain qu'il est des individus pour lesquels elle est le plus doux des besoins. On connaît les délices du *far niente* des peuples du Midi : chez eux, ce plaisir surpasse tous les autres. La plupart des hommes ne sauraient continuer leur activité jusqu'au coucher du soleil : ils se reposent vers le milieu du jour. Les animaux nous donnent aussi l'exemple de cette intermittence d'action, qui est un des états les plus suaves de l'économie des êtres vivans.

Il faut que la paresse soit d'un grand intérêt pour le bonheur, puisque tout le monde aspire à en jouir. On ne s'agite sur la terre que pour conquérir le repos ; on ne travaille que pour arriver au terme désiré de toutes les fatigues. Voyez ce négociant laborieux ; voyez ce vaillant militaire ; voyez cet artiste aussi passionné qu'infatigable : tous s'entretiennent avec une vive satisfaction du temps où ils seront, comme on le dit vulgairement, *retirés des affaires,* où ils se trouveront dans un calme parfait. Il n'est personne qui n'appelle par ses vœux le moment fortuné où il pourra s'affranchir de tous les devoirs importuns de la vie.

Il est d'ailleurs une époque où le repos est le seul bien désirable. Quand nous avons été longtemps agités par les orages d'une vie active et laborieuse, nous cherchons un port pour nous mettre à l'abri. Quand nos organes sont épuisés par le mouvement, nous évitons toutes les commotions; nous nous dérobons à toutes les impressions violentes : nous invoquons autour de nous le silence de la nature, et nous nous contentons du plaisir de vivre. Il y a un charme indéfinissable attaché à cette vague contemplation des choses de la terre. L'âge et la réflexion donnent du penchant pour l'incurie et le quiétisme; c'est le plus doux état de l'âme désabusée.

Le repos du corps ne nous paraît si délectable que parce qu'il met notre âme dans le cas de jouir d'elle-même : tant de plaisir s'attache à certaines idées, particulièrement à celles qui nous viennent d'un sentiment affectueux ou d'un souvenir agréable! Qu'ils sont heureux pour l'homme les momens qu'il passe dans une retraite tranquille, au milieu des bosquets que l'art créa tout exprès pour lui : ceux où, mollement couché sur un gazon odorant, il s'abandonne paresseusement au doux penchant de la rêverie ! il sent à peine la fuite des heures ; ses forces se complaisent dans cette délicieuse langueur.

Comme le berger de Virgile, étendu dans un antre vert, il voit de loin les chèvres suspendues au rocher de la colline ; ses pensées s'écoulent sans trouble dans cette solitude ; il n'entend pas le tumulte des cours : c'est là que son existence est voluptueusement balancée ; aucune distraction ne l'importune : si les oiseaux le réveillent, le murmure du ruisseau l'endort ; les fruits de la terre mûrissent à côté de lui ; il les cueille sans aucune peine : c'est sous le soleil du midi qu'on peut s'enivrer d'un tel bonheur ; mais, je le répète, il faut être désenchanté d'un monde frivole pour sentir le prix de cette douce situation de la vie où l'oisiveté fait durer le temps.

Les épicuriens connaissaient une espèce de volupté qui consistait dans un calme absolu et dans une abnégation complète de toutes les affaires de la vie : leur maître prêchait le plaisir du repos bien plus que le plaisir de l'action. Les Sybarites ont un nom célèbre dans la mémoire des hommes. Ils avaient banni de leur ville tous les arts bruyans et tous les métiers mécaniques qui pouvaient troubler la tranquillité dont ils jouissaient; pour eux le sommeil était le bien suprême; une pensée, un souvenir même, étaient un poids; ils dormaient pour tout oublier.

Les Orientaux nous offrent aujourd'hui le même spectacle : tous leurs meubles sont adaptés au bonheur que procure la paresse; s'asseoir, pour eux est une fatigue; ils sont habituellement couchés; jamais de pareils hommes ne portent un fardeau; ils peuvent à peine se traîner eux-mêmes, selon la remarque d'un philosophe moderne. Nul d'entre eux n'imite ses voisins dans leur industrie et leur travail; une aveugle routine les conduit silencieusement dans la vie.

Presque tous les voyageurs ont été témoins de la paresse de l'homme dans les lieux qui n'ont point encore éprouvé les bienfaits de la civilisation. Les sauvages regardent ordinairement le travail comme l'un des plus grands maux de l'existence. Ceux qu'on a observés en dernier lieu ne s'inquiètent guère des travaux des champs; ils laissent tout faire à leurs femmes, qu'ils traitent aussi durement que des bêtes de somme. Pendant qu'ils se bercent dans leurs hamacs, ce sont elles qui labourent, qui pilent le maïs pour en composer une espèce de potage ou du pain cuit sous la cendre, qui coupent le bois de chauffage. Quant à eux, on ne les voit chasser que lorsque la faim les presse : ils n'ont aucune prévoyance de l'avenir; ils aiment les sensations agréables, mais celles qui ne coûtent rien.

Le fatalisme est un système qui rend l'homme constamment oisif et tout-à-fait inutile aux autres. C'est l'opinion qui a le plus influé sur la paresse des peuples. Beaucoup d'individus croient que tout existe et arrive sur la terre par l'effet d'une nécessité absolue, que nous ne saurions rien changer à la commune mais irrévocable destinée. Cette pensée décourageante paralyse toutes les forces de la société humaine; elle peuple l'univers d'esclaves : l'homme n'ose appliquer ses efforts à aucune résistance.

Les paresseux voudraient que le temps fût immobile comme eux; il n'y a point d'horloge dans leur asile; les heures s'y écoulent avec trop de bonheur pour qu'on s'inquiète de les compter. De là vient qu'ils prolongent leurs nuits comme leurs jours; de là vient qu'ils mettent tant de lenteur dans leurs actes les plus ordinaires, qu'ils voudraient néanmoins abréger ou éviter. Toutes leurs facultés muettes et inactives les tiennent dans

une sorte de supplice quand il s'agit de les exercer; ils sont économes de leurs mouvemens; ils
craignent de dépenser leurs forces, de prodiguer
leur être; ils sacrifient jusqu'aux plus doux plaisirs pour ne pas se donner la peine de les chercher.

L'homme paresseux, jeté dans la vie, n'y marche
pas; le temps l'y *traine à reculons*, pour me servir de l'expression de Montaigne. Les oisifs des
grandes villes ressemblent, pour la plupart, aux
disciples d'Aristippe : ce sont des épicuriens couchés. Nos auteurs comiques exposent journellement aux yeux de la multitude les nombreux
ridicules de l'avarice humaine : on pourrait en
faire autant pour la paresse. Il existait naguère
à Paris un individu fort bizarre, qui trouvait tant
de plaisir à ne rien faire, que, ne pouvant subsister sans travail, il cherchait à gagner pendant
trois mois la somme d'argent qui lui était nécessaire pour se reposer pendant trois autres. Il était
réellement singulier de voir cet homme traîner la
brouette, porter la hotte à certaines époques de
l'année, servir dans les hôtelleries, etc., pour
acheter sa tranquillité durant quelques semaines,
et s'abandonner ensuite à la paresse, qui était pour
lui la première des voluptés. Le trait suivant n'est
pas moins curieux pour l'observation. Nous avons
connu un aimable paresseux dont l'ami le plus

intime était parvenu à un rang très éminent. « J'espère, lui dit ce dernier, que, pendant que je suis en place, vous profiterez de mon crédit, et que vous me ferez connaître vos désirs ; je les seconderai de mon mieux. » Le paresseux demanda quelques jours pour réfléchir ; au bout de ce temps, il prit un nouveau délai. Enfin, un soir que son puissant protecteur le pressait de s'expliquer : « Je voudrais, répondit-il, que vous pussiez obtenir du Roi qu'on supprimât ces cloches importunes qui sont si près de ma demeure, et qui m'empêchent de sommeiller. »

Il est des paresseux qui connaissent si peu le prix du temps, qu'ils en savourent en quelque sorte la perte ; la plupart d'entre eux se livrent au jeu, quand l'oisiveté pèse trop sur leur existence. On en voit d'autres qui parlent toujours des choses qu'ils se proposent d'accomplir, et qui roulent dans leur tête mille projets. Il n'y a pas une grande peine pour eux à concevoir une entreprise : la tâche la plus difficile est de l'exécuter. Presque toutes les journées sont perdues pour des hommes si fainéans ; elles sont employées à des futilités, à des soins de toilette tout-à-fait superflus et insignifians. Durant ce même temps, les ronces croissent et se multiplient dans le terrain qu'ils ont reçu de leurs pères.

On ne peut se défendre d'une impression douloureuse lorsque l'on considère les suites inévitables de la paresse dans une ville ou dans un pays.
Partout des ruines, des édifices renversés par le
temps ; partout les tristes empreintes de la destruction ; souvent même, par un affreux contraste,
la plus belle végétation à côté de l'indolence incurable des habitans. Un pareil spectacle afflige
les regards du voyageur au milieu des amandiers,
des citronniers et des oliviers de la Grèce. C'est là
que la paresse a véritablement déshonoré l'espèce
humaine.

La paresse tient souvent à une maladie particulière de la volonté, qui, chez l'homme, est
sujette à des intervalles d'activité et de repos.
Ce phénomène se remarque surtout chez les mélancoliques, les hypocondriaques, et chez tous
les individus dont la susceptibilité nerveuse est
plus ou moins altérée par les travaux, le genre
de vie, la disposition héréditaire, les peines de
l'âme, etc. Je connais un littérateur, doué d'un
talent que tout le monde admire, mais qui n'exerce
puissamment sa volonté que pendant les six premiers mois de chaque année ; au bout de ce temps,
cette faculté de son esprit tombe dans une nullité
complète ; il abandonne aussitôt tous les travaux
qu'il a commencés ; ses entreprises s'arrêtent ; il

ne peut donner un seul ordre dans sa maison ; il devient incapable du moindre effort : c'est un engourdissement général qui le saisit, et dont il n'y a plus moyen de le délivrer.

Il est un autre état de l'âme qu'on prendrait pour de la paresse, et qui n'est que l'état paisible d'un philosophe qui veut oublier les vanités du monde, ou se soustraire au bruit chimérique d'une renommée devenue importune. L'histoire de l'épicurien Desyveteaux doit trouver ici sa place : il était né près de la ville de Falaise, dans l'un des plus beaux sites de la Normandie. On l'avait choisi pour être précepteur du duc de Vendôme, fils de Henri IV et de Gabrielle d'Estrées ; mais la licence de ses mœurs le fit renvoyer de la cour. Loin d'en concevoir du chagrin, ce singulier sybarite se renferma dans un jardin où il prétendait mener une vie tout-à-fait pastorale. Sur la fin de ses jours il avait associé sa destinée à celle d'une jeune musicienne qui l'endormait aux sons mélodieux de sa voix. Il était devenu si indolent, qu'il ne prenait pas même la peine de lire les lettres qu'on lui écrivait. « Le bonheur nous fuit, disait-il, parce que nous prenons trop de soin pour l'obtenir ; il faut commencer son repos dans la vie, si l'on veut mourir sans regret. Il faut fuir le monde avant qu'il nous quitte. Le loisir rend l'homme à lui-même. »

La paresse, proprement dite, est une volupté
perfide; elle n'est pas seulement funeste à l'instinct de conservation; elle est contraire au véritable bonheur, puisqu'elle nous met sous la dépendance du premier homme actif et industrieux
qui trouve son intérêt à nous asservir; elle rétrécit
en nous le cercle de la vie de relation; elle avilit
l'âme déjà subjuguée par la mollesse, et ne lui
donne que des penchans sordides. La paresse fait
qu'on a recours à la ruse, à la tromperie, à de
vils détours qui compromettent la dignité humaine. Dès-lors il n'y a plus de probité, plus de
franchise, plus de droiture dans les rapports
sociaux.

La paresse d'ailleurs mène insensiblement à la
servitude, qui est le plus affreux des malheurs.
La culture et la perfection des arts étant le fruit
naturel du désir que nous avons d'améliorer notre
condition, l'esclave, en proie à des maux physiques, privé de la perspective d'un avenir plus
heureux, n'a aucune espèce d'intérêt à augmen-
ter ou à perfectionner son travail. La paresse est
le seul bien qui lui reste, le seul plaisir qu'il puisse
désormais goûter sur la terre; mais les rigueurs
qu'elle rend nécessaires, alors même qu'elles ne
sont pas exercées par le despotisme ou le caprice,
ne laissent voir d'un côté qu'un maître brutal et

féroce, et de l'autre qu'une victime souffrante et avilie.

Un philosophe a donc eu raison de dire que toutes les passions relatives à l'intérêt privé de notre système individuel sont offensantes pour la société, dont l'homme est une partie intégrante ; elles sont outrageantes pour la vertu. La nature n'isole rien sur la terre ; nul n'est fait pour être solitaire et indépendant ; chaque individu est essentiellement coordonné à ses semblables ; tous les êtres tendent à la sociabilité.

Le repos n'est donc légitime que lorsqu'il a été conquis par d'utiles et honorables travaux. Considéré d'ailleurs sous le rapport physiologique, l'homme ne saurait s'abandonner à la paresse sans contrarier l'ordre de la nature. Il est de l'essence de notre organisation de renouveler les mouvemens du corps comme ceux de la pensée. Tout passe dans l'univers ; rien ne s'y arrête. Si le présent pouvait se perpétuer, il serait aussi insupportable pour nous que les eaux stagnantes d'un marécage. Il faut occuper l'âme pour la faire vivre ; et comme l'a dit un auteur célèbre, toute jouissance sur la terre est inséparable d'une véritable action.

CHAPITRE XII.

DE L'ENNUI.

L'ENNUI est une des plus tristes prérogatives de l'homme civilisé; c'est une disposition maladive de notre être, qui nous conduit souvent à la consomption ou à la mort; c'est une sorte de paralysie de l'âme, qui succède à toutes les émotions qu'on a tant cherchées, et qu'il n'est plus facile de renouveler; c'est enfin l'état le plus pénible de l'économie vivante. Il n'est pas un seul individu qui ne consentît à échanger son ennui pour une véritable douleur.

L'homme qui est consumé par l'ennui ne sait guère définir ce qu'il éprouve : c'est ordinairement une inquiétude accablante, une langueur indéfinissable dans l'exercice des fonctions, une torpeur qui enchaîne et qui engourdit tous les membres, une impuissance de réfléchir et d'agir, un dégoût invincible pour tous les biens et tous les plaisirs de l'existence, une difficulté de vivre et de jouir, etc. Ces divers symptômes tiennent au besoin de changer de situation, et de substituer des sensations vives à des sensations trop faibles.

L'ennui provient d'une multitude de sources, et a mille issues pour s'introduire dans le système sensible. Cette fâcheuse disposition de notre âme succède communément à la perte des biens qui font nos délices, à l'éloignement des lieux que l'on aime, à l'absence des personnes que nous chérissons, à la répression trop brusque de certaines habitudes, à la privation de la liberté, à mille désirs déçus ou contrariés, etc. Il est surtout un ennui qui attaque les personnes complétement heureuses aux yeux du vulgaire, celles qui sont rassasiées de jouissances, qui sont blasées sur tous les plaisirs, qui se dégoûtent des réalités pour courir sans cesse après des chimères, qui cherchent vainement à agiter leur vie par les plus fortes impressions. On connaît les résultats tragiques de cet ennui à certaines époques de l'année, particulièrement en automne.

Ainsi donc l'ennui change continuellement de forme; et, de tous les maux dont l'existence est accablée, il n'en est aucun qui soit plus universellement répandu. Parcourez tous les âges, tous les rangs, toutes les conditions, tous les lieux ; partout, le monde est plein de gens qui cherchent à éviter cette sensation pénible. Tous nos arts sont employés à retirer l'âme de cet état d'apathie et de langueur insipide ; de là, ce goût général que nous manifestons pour les spectacles, les bals, les concerts, et autres divertissemens qui naissent du besoin de se distraire. On dirait que nous sommes constamment à la recherche des émotions nouvelles ; et il n'est pas une seule de nos passions que l'homme ne mette en jeu pour se les procurer ; il fait concourir à ce but la tristesse même et la douleur. Son instinct le porte à désirer ce qui peut exciter en lui la sympathie, l'amour, la pitié et tous les sentimens tragiques dont la nature humaine est susceptible. Les désastres qu'on lui raconte intéressent son cœur attendri et semblent l'attacher davantage à la terre. Les enfans eux-mêmes sont à peine entrés dans la vie de relation, qu'ils se plaisent déjà à écouter le récit des événemens malheureux ; et on a souvent recours à ce stratagème pour dissiper leurs premiers ennuis.

Ajoutons que l'ennui est un mal d'autant plus inévitable, qu'il est le résultat journalier de nos relations sociales. Toutes les fois, par exemple, qu'on arrache quelqu'un à la sphère de ses idées favorites pour l'occuper d'un objet dont il est désagréablement affecté, il éprouve ce tourment insupportable. Celui qui agit d'une manière aussi fâcheuse sur son esprit ne sent pas lui-même l'effet qu'il produit; et sous ce point de vue, les importuns sont toujours à l'abri de ce poison somnifère, qu'ils communiquent à tout le monde par leurs fades et insipides entretiens; aussi n'épargnent-ils pas leurs victimes. Si, dans notre civilisation, on pouvait agir avec pleine franchise, on repousserait ces sortes d'individus avec autant de violence que les ennemis les plus acharnés; mais il est dans nos mœurs et dans nos usages de ne leur échapper que par la fuite ou par la ruse.

Les premières sources de l'ennui, au sein des sociétés nombreuses et policées, dérivent, sans contredit, de l'inégalité des esprits et des antipathies qui en résultent; nous différons par les forces de notre entendement comme par les conditions physiques de notre organisation. Il est des âmes d'une haute lignée qui ne sauraient se faire à des relations subalternes, et qui planent sur le reste des humains par l'unique ascendant de leur supériorité morale; celles-là doivent constamment se nourrir au milieu des rayons qui partent des points les plus élevés de la destinée humaine. L'homme trouve l'ennui dès qu'on cherche à le faire descendre des hauteurs où il s'est placé par la culture et le perfectionnement de ses facultés intellectuelles.

La variété d'ailleurs est un besoin de nos sens, et une loi pour tous les arts dont l'objet est de les flatter et de les émouvoir. Toute perception devient importune, si elle est trop long-temps prolongée. L'âme est un flambeau qu'il faut agiter par intervalles ; et nos passions, aussi-bien que nos désirs, doivent changer souvent de but et de direction. Il n'est, sur cette terre, aucune jouissance qui ne s'émousse, et qui puisse résister à cette loi universelle des organes du sentiment.

Les plus vifs plaisirs perdent à chaque instant une partie de leurs attraits, et l'enchantement qu'ils avaient causé ne tarde pas à s'évanouir. Le plus beau spectacle ne charme pas long-temps les yeux. Des airs de musique qui nous avaient d'abord transportés, la répétition finit par les rendre insipides. Il en est de même des parfums et des mets les plus exquis ; il semble que nous ne puissions sentir long-temps de la même manière. Les sensations sont pour nos organes ce que les attitudes sont pour nos membres, qui ne peuvent en soutenir de trop prolongées. La nature elle-même ne s'anime que par la diversité ; elle s'éteint dans la monotonie.

Cette même loi nous explique pourquoi les hommes qui ont l'habitude de discourir très longuement sont presque toujours à charge à ceux qui les écoutent. Un plaidoyer trop étendu, un sermon trop diffus, fatiguent bientôt l'attention générale, et agitent un auditoire d'une impatience insurmontable. Le Français est peut-être, de tous les peuples, celui auquel cette prolixité est le plus incommode, à cause de son aversion naturelle pour la continuité des mêmes impressions. De là vient que les hommes réputés les plus aimables sont ceux qui racontent avec plus de brièveté et de concision. Ce qu'on appelle *esprit*, dans la société, n'est qu'un trait qui brille instantanément comme l'éclair. La nécessité qu'il y a d'accroître l'intérêt d'un drame, d'une tragédie, d'un discours, tient certainement au besoin de changer de sensation et de préserver notre âme d'une fatigante uniformité.

Les physiologistes ont voulu rendre compte de ce défaut de teneur dans les organes et de persévérance dans nos sensations ; il y a lieu de croire qu'il dépend en grande partie de la débilité radicale de notre constitution ; car les êtres faibles, tels que les femmes et les enfans, dont la fibre a peu de consistance, sont aussi les êtres les plus sujets à l'ennui et les plus avides de sensations nouvelles. Ils se soulagent néanmoins en dirigeant leur attention sur d'autres objets; à moins qu'on ne pense, avec un de nos métaphysiciens les plus célèbres, qu'il y a dans notre système intellectuel une fibre nouvelle pour chaque nouvelle sensation, ce qui est une supposition sans vraisemblance comme sans preuve.

Cependant, quelque variété que l'on mette dans ses travaux, lorsque nous sommes parvenus au terme de cette série d'actions qui constitue la journée, nous avons besoin que le silence et les ténèbres viennent jeter un voile sur nos sens, et que le sommeil, en les restaurant par le repos, les rende propres aux occupations du lendemain. La nature ne nous a donc départi qu'une certaine somme de sensibilité, dont il faut nécessairement être économe. Si, pour éviter cet état où l'on cesse de sentir, et que l'on appelle *ennui*, on se presse de jouir, on ne fait que s'y précipiter plus vite, puisque la lassitude des organes produit le même effet que le défaut de sensations.

L'abus des jouissances peut même nous conduire à quelque chose de pire que l'ennui, à ce point extrême de dégradation et de malheur qui consiste dans l'impuissance absolue de sentir; alors les sens paraissent irrévocablement fermés à tous les objets qui viennent les solliciter. On se trouve séparé de tous les autres êtres, sans rapports avec eux, sans liens, sans affections; et cette pénible existence, devenue un fardeau insupportable, ne laisse plus que le désir de s'en délivrer.

Cet acte extraordinaire est presque toujours le résultat d'un état maladif du cerveau; ce fait est manifestement démontré par l'observation des physiologistes et des médecins. Celui qui résiste à l'instinct de conservation est manifestement dans un état de délire; sa raison s'éclipse dans ce moment critique de son existence. Nous sommes livrés sur la terre à l'action d'une force qui nous porte sans cesse à nous maintenir; et quand, par l'effet d'une catastrophe inouïe, cette faculté se déprave, nous devons subir toutes les conséquences funestes de ses écarts.

J'ai souvent interrogé les malades qu'une pente irrésistible entraînait vers le suicide. Il paraît que cette idée fixe a pour eux une sorte de volupté. Ils ressemblent à ces voyageurs fatigués qui aspirent au terme d'une route trop longue et trop uniforme; ils ont d'avance un avant-goût du calme désiré qui les attend; ils se couchent avec délices dans ce tombeau où doit se fermer pour eux la porte de toutes les sensations.

Il est, du reste, des climats où cette fâcheuse disposition est plus commune que dans d'autres. Il est des lieux où l'ennui semble avoir spéciale-ment fixé son empire; l'espoir s'abat dans ces désolantes contrées. L'homme s'y abreuve de cette mélancolie consomptive qui émousse les désirs, glace les affections, flétrit les plus douces jouis-sances, et désenchante jusqu'à la vertu.

C'est certainement un malheur pour l'homme d'avoir reçu du ciel le triste privilége d'observer et d'apprécier sa propre existence; c'est précisé-ment ce qui la lui rend insupportable. Quand ses jours ont été longuement et diversement agités, quand il a goûté de tout au banquet de la vie, il se replie sur lui-même et perd les deux sentimens les plus précieux de son être, la curiosité et l'ad-miration. Il ne conçoit plus rien à l'importance que l'on met à certaines choses, à tous les soucis, à tous les embarras qui remplissent une carrière active; son âme a perdu tous les besoins, même celui du bonheur; l'uniformité l'accable, l'ennui le gagne, et il cherche naturellement à s'endor-mir dans la situation même où ce mal affreux est venu le surprendre.

La vie n'est qu'un assemblage d'apparences, ainsi que l'a dit un profond penseur; c'est un tableau que l'on n'aime que par l'illusion de ses perspectives. Tout doit y être embelli par le prisme inépuisable de notre imagination. Il ne faut y rien voir de trop près ; et c'est à l'ignorance de beaucoup de choses que nous devons quelquefois nos plus grands plaisirs.

Bienheureux celui qui ne fatigue point son esprit par de téméraires investigations, qui respecte les voiles impénétrables dont la nature a couvert ses merveilles, et s'abandonne doucement à la voix bienfaisante de ses inspirations intérieures ! Bienheureux le sage dont le travail a rempli les jours, dont les affections ont embelli la vie, et qui, parvenu sans ennui au bout d'une longue et glorieuse carrière, se soumet courageusement à sa destinée, se console par la philosophie, et meurt avec sécurité entre ses souvenirs et ses espérances !

CHAPITRE XIII.

DE L'INTEMPÉRANCE.

Les plus grands philosophes de l'antiquité ont parlé des dangers de l'intempérance et de ses résultats funestes sur le système de notre conservation. L'homme est le seul parmi les êtres vivans qui abuse de ses organes digestifs. Les animaux ont un instinct plus sûr qui les avertit et les guide ; un brin d'herbe ou de feuillage suffit au chameau asiatique ; le bœuf se modère au sein de nos plus gras pâturages ; l'aigle a beau être vorace, s'il est rassasié, il n'achève pas sa victime : il s'arrête toujours à temps.

Il n'y a que les hommes civilisés qui se rassemblent autour d'un même festin pour s'exciter, pour se provoquer mutuellement à tous les excès de l'intempérance. Chez un peuple qui n'est pas très éloigné de nous, on attend que les femmes aient quitté la table pour faire circuler des flacons tout pleins d'un vin qui enivre, et ranimer ainsi la gaîté des convives ; pour mettre l'âme en toute liberté et donner toute licence à l'entretien. Un tel repas est certainement un spectacle peu agréable pour un étranger qui voyage, et le philosophe qui l'observe n'y trouve rien d'attrayant.

Qui croirait qu'il a existé dans Paris une association qui se faisait gloire d'être intempérante, qui tenait ses assemblées, qui avait son code, ses registres, son mode d'initiation, ses réglemens, ses usages, etc. ! Elle ne ressemblait pas mal à cette académie de cuisiniers, dont Plutarque fait mention, qui s'était formée jadis en Égypte par la protection de Cléopâtre, sous le titre pompeux des *inimitables*. J'ai donné moi-même des soins à plusieurs membres de cette moderne confrérie; car de graves maladies venaient souvent les surprendre au milieu des longues orgies dont ils fatiguaient leur oisiveté.

Qu'est devenu ce temps où l'on servait un repas sans apprêt, au milieu d'un champ ou d'une prairie, où l'on se contentait d'un brouet clair et de quelques fruits cueillis sur l'arbre le plus voisin; où de simples légumes, le miel des abeilles, un pain cuit à la hâte, venaient calmer la faim du laboureur fatigué; où l'on buvait fraternellement dans la même coupe un peu de vin frais ! Comparez cette vie économique avec la somptuosité des festins de nos jours. Voyez tous ces convives qui se réunissent cérémonieusement à la manière des superbes Athéniens : leur table est surchargée des productions de tous les climats ; les richesses de la mer se joignent à celles de la terre ; chaque saison y apporte, pour ainsi dire, ses tributs.

Ce n'est point assez d'agacer le goût de nos incomparables épicuriens ; on veut encore éblouir leurs regards : c'est sur des plats d'or et d'argent qu'on étale ce qu'il y a de plus exquis et de plus recherché ; on se salue par des souhaits joyeux ; chacun indique à son voisin ce qui peut flatter son caprice ou contenter ses fantaisies. On a recours aux supplications pour faire accepter des mets nuisibles, ou du moins superflus.

Le peuple même se gorge de substances malfaisantes ; partout l'homme se présente comme un automate dévorant ; on le rassasie pour le tromper, on l'enivre pour le séduire. Les gens de la plus basse condition ne sauraient proposer un mariage, passer une transaction, établir une vente, conclure un marché, sans se témoigner par un banquet leur satisfaction mutuelle, sans former le verre en main des vœux réciproques pour la santé des contractans. C'est en se désaltérant que nos pères confirmaient leurs alliances ; et l'histoire des anciens Germains assure qu'il n'y avait pas de plus intrépides buveurs.

Ajoutons que, par une des impulsions les plus puissantes de son instinct, l'homme est rarement satisfait de ce que la nature lui offre, qu'il cherche sans cesse à corriger et à améliorer ses dons. Il a recours à la greffe pour obtenir des fruits plus succulens et rendre la séve plus généreuse; il a approfondi l'art de modifier les alimens par l'action du feu, art inconnu aux animaux; cet art exige de nos jours des études et des combinaisons savantes. Il faut avoir long-temps réfléchi sur les productions du globe pour employer avec habileté les assaisonnemens et déguiser l'amertume de certains mets, pour en rendre d'autres plus savoureux, pour mettre en œuvre les meilleurs ingrédiens. Le cuisinier européen est celui qui brille surtout dans l'art d'opérer ces merveilleux mélanges.

C'est en outre un phénomène extraordinaire dans l'espèce humaine que ce penchant à l'ivresse, ce délire passager, cette folie temporaire qu'on se procure pour faire trève à de longs chagrins. Il semble que le besoin de s'étourdir soit particulier à l'homme. De là vient qu'il tourmente, pour ainsi dire, toutes les substances qui sont à sa disposition, afin d'en retirer des liqueurs spiritueuses. Bacchus même s'est approprié les dons de Cérès pour en composer une bière qui délecte tous les convives. Les Tartares, au défaut du raisin, font fermenter le lait et savent en extraire le principe enivrant; c'est pour troubler agréablement l'exercice de la raison que d'autres peuples mettent à contribution le miel des abeilles. Presque tous les fruits sont employés au même usage : témoin le vin de palmier chez les Indiens. Les boissons alcoholisées offrent tant d'attrait, que les sauvages de la Louisiane échangent les plus belles peaux de chevreuil pour une petite provision de tafia. Le Turc aime à s'égarer au milieu des vapeurs narcotiques de l'opium, et c'est ainsi qu'il parvient à bannir la crainte de son âme, à redoubler son intrépidité. La fumée du tabac fait les délices de tous les habitans des pays froids; partout l'homme cherche à exciter ses organes, comme s'il était pressé de consumer le peu de jours que la nature lui accorde.

Rien pourtant ne rabaisse notre condition comme l'état déplorable où nous nous trouvons réduits par l'abus du vin et des liqueurs fortes. Celui qui s'abandonne à de pareils excès déroge à la dignité humaine; il perd le jugement qui doit le guider dans les affaires sérieuses de la vie; il se ravale au-dessous des plus vils animaux par une joie indécente et désordonnée, par des discours insensés, par des révélations inconvenantes ; il va jusqu'à offenser ses amis les plus chers, et à diriger ses outrages contre ce qu'il y a de plus saint et de plus religieux : ses fureurs tiennent de la frénésie ; il devient la risée de ses semblables.

Nous sommes naturellement portés à concevoir du mépris pour l'homme qui ne craint pas de se séparer un instant de sa raison, et il n'y a que les personnes les plus abjectes du peuple qui osent alléguer l'ivresse comme excuse de leurs emportemens. On remarque même que l'individu qui se réveille de ce honteux assoupissement a l'air aussi humilié que s'il sortait d'une attaque d'épilepsie ; et si dans cette triste situation il pouvait se bien connaître, il rougirait des transports auxquels il s'est livré.

Telles sont les suites déplorables de l'intempérance ; et cette passion est néanmoins celle qui a le plus de charme et d'entraînement pour le genre humain. De là vient que notre cerveau s'exalte toutes les fois qu'il s'agit de chanter les plaisirs de la table. La verve de nos poètes est soudainement enflammée par un breuvage perfide. L'homme est le seul de tous les animaux qui se

plaît à célébrer ainsi son incontinence et ses excès.
On a vu des sybarites opulens qui ne pouvaient
manger sans y être en quelque sorte sollicités par
les sons d'une musique enchanteresse.

Malheur à l'homme qui s'approprie avec im-
modération tout ce qui flatte sa sensualité ! il n'y
a qu'un corps malade qui puisse franchir les bornes
de la nature. L'intempérant végète dans une sorte
d'abrutissement qui le conduit par dègrés insensibles à une mort triste et douloureuse ; son âme
se ferme aux vrais plaisirs ; mille dégoûts l'inquiètent, et son temps s'écoule dans les diges-
tions pénibles d'un organe qui semble n'obéir
qu'à regret.

Celui-là se trompe qui croit trouver le bonheur
dans une satisfaction complète de ses désirs. Qu'il
s'environne de tout ce que la nature a produit
de plus délicieux ; que tout se multiplie, que tout
se perfectionne pour satisfaire ses caprices, on le
verra regretter la vie simple et frugale d'un pauvre
villageois ; il viendra une époque où il demandera
vainement des jouissances à ses sens ; les mets les
plus exquis perdront pour lui leur parfum et leur
saveur. Tout est faux dans l'homme des villes,
jusqu'à son appétit ; sa soif même est trompeuse,
et il est presque toujours inaccessible à ces per-

ceptions douces qui sont le partage du laborieux habitant de nos campagnes.

Que sont donc les intempérans aux yeux du physiologiste observateur? Des êtres qui se rassasient et qui s'acheminent vers l'ennui, en consumant le don de la sensibilité ; leur cœur se vide et se dessèche à mesure qu'ils approchent du terme de leur carrière. Tous les anciens ont parlé de ce délicieux jardin où Épicure instruisait ses disciples ; c'est là qu'il s'était flatté de fixer le printemps et de réaliser la chimère du bonheur ; mais la vieillesse arrivait avec son triste cortége. L'homme peut se créer de nouveaux tourmens ; il n'invente pas de nouveaux plaisirs. Épicure ne fut point un sage heureux ; il eut à lutter contre les maux inséparables d'une organisation faible et valétudinaire. Il philosopha toute sa vie pour n'arriver qu'à la douleur.

Tout captivait l'âme et enchantait les regards dans ce riant séjour, qu'on eût pris plutôt pour un temple consacré à Momus que pour la demeure d'un sage de la Grèce. Tout semblait disposer l'esprit à des doctrines licencieuses ; le parfum des fleurs, l'excellence des fruits, la pureté des sources qui fournissaient une eau claire et limpide ; les vins exquis dont on s'enivrait. Épicure semblait inspiré par le dieu des illusions et des songes : c'était sous des dômes de verdure, c'était au milieu des banquets que ce beau génie dissertait sur les avantages de la vie privée et sur les effets salutaires de la vertu ; c'était là qu'une jeunesse effervescente applaudissait aux leçons du trop indulgent philosophe ; souvent même les courtisanes d'Athènes venaient distraire l'attention, et troubler la paix d'une solitude particulièrement destinée à la méditation et à l'étude de la sagesse.

Il convenait sans doute qu'une doctrine par laquelle l'auteur cherchait à flatter les sens fût enseignée au milieu des objets les plus propres à réjouir la vue ; c'était dans des lieux où les biens du corps se trouvaient, pour ainsi dire, à côté des biens de l'âme, qu'il faisait entendre son éloquente voix. Ses disciples charmés respiraient avec lui cette belle nature dont il dévoilait toutes les merveilles ; aussi était-il toujours accueilli par des acclamations unanimes. Les stoïciens eux-mêmes, qui s'étaient déclarés contre lui, ne pouvaient se défendre d'une sorte d'admiration pour la grâce de son langage et la sublimité de quelques unes de ses maximes.

Mais, comme je l'ai dit plus haut, le bonheur ne répondait point à la séduction de ses paroles ; il abusait par des prestiges une multitude d'hommes dont il eût fallu humilier l'orgueil et réprimer les passions; il énervait leurs sens en polissant leur esprit. Son école était manifestement dirigée contre l'émulation et les véritables lumières. On y regardait comme une chimère la gloire procurée par les grandes et généreuses actions. On élevait des doutes coupables sur ce qu'il y a de plus religieux dans le cœur humain.

On a comparé jadis les épicuriens à un troupeau d'esclaves célébrant les fêtes de Saturne, et fatiguant tous les gens sensés de leur bruyante joie. Toutefois ce n'était que pour un temps qu'ils parvenaient à alléger le poids de leurs peines : le plaisir ressemble à la gloire; il disparaît bientôt comme une ombre devant ceux qui le cherchent. Rien ne dure ici-bas que la douleur.

S'il est une philosophie particulièrement propre à la conservation du bonheur et à l'entretien de la santé des hommes, c'est, sans contredit, celle de Pythagore. Ce grand homme avait les facultés les plus éminentes pour subjuguer l'esprit de ses nombreux auditeurs, l'imagination, la sensibilité, tous les feux de l'enthousiasme. C'était un de ces génies élevés que les dieux chargent d'instruire les autres, et auxquels ils confient, s'il est permis de le dire, le dépôt de la sagesse. La saine raison présidait aux dogmes qu'il avait établis. La seule détermination de certaines règles diététiques annonce combien il était versé dans la connaissance de la nature. Il a dicté des préceptes dont les plus célèbres médecins de la Grèce ont su faire leur profit. Hippocrate n'a rien dit de mieux que lui sur le régime qui convient à l'espèce humaine. Toutes ses prohibitions portent sur des alimens dont l'expérience avait constaté les funestes effets. C'est ainsi qu'il avait interdit la chair des vieux animaux, les poissons huileux, les légumes lourds à l'estomac, et beaucoup d'autres substances indigestes.

Pythagore voulait que l'état moral de ses disciples fût à l'abri de toutes les tempêtes; c'est ce qui l'avait déterminé à bannir de son hygiène les sucs fermentés des fruits et des graines céréales; et comme la plus grande perte que puisse faire un philosophe est celle de la conscience de soi-même, il rejetait pareillement toutes les liqueurs enivrantes qui portent le désordre dans les fonctions de l'esprit.

Les maximes de Pythagore forment un code de la plus haute morale, fondé sur la modération. On doit le considérer comme le père, comme le créateur de la véritable philosophie. Il veut que notre âme lutte contre tout ce qui tend à la déprimer, qu'elle ait en horreur tout ce qui la ramène aux choses corruptibles ; il veut que la raison règne sur tous nos appétits, et c'est par la tempérance qu'il met constamment les hommes en harmonie avec leurs suprêmes destinées. C'est par la tempérance qu'il fait résister leurs cœurs à toutes les atteintes du découragement et du désespoir ; car Pythagore regardait comme dignes de toute la colère de Dieu ceux qui avaient attenté à leurs jours, pour se dérober au malheur ou aux coups de la justice humaine. La vie, disait-il, est un poste qu'on ne saurait abandonner sans l'ordre de celui qui commande.

On assure que la doctrine de Pythagore a été dénaturée par ses élèves, et que, sous ce point de vue, son auteur a éprouvé le sort des premiers sages de l'antiquité. Ses plus beaux dogmes ont été ternis. Lui seul savait leur imprimer un caractère divin ; lui seul savait convertir en rites religieux les pratiques d'abstinence qu'il jugeait les plus salutaires pour la conservation du genre humain. Il imitait les prêtres d'Égypte, dont les pieuses cérémonies n'étaient souvent que des leçons de tempérance.

Pythagore pensait que les hommes prennent les mœurs des animaux dont ils se nourrissent. Il avait la conviction que les sucs des viandes contribuent à rendre la méchanceté robuste, et que le vin est contraire à la modération aussi-bien qu'à la pureté de l'âme. Il envisageait la sobriété comme le plus puissant moyen conservateur, non seulement pour les premiers temps de la vie, mais encore pour l'âge avancé. Qui ne sait pas que les hommes à jeun sont plus propres à la méditation, et qu'après un long repas, l'esprit tend à l'affaiblissement, ou se couvre d'épaisses ténèbres.

Ce philosophe sensible et compatissant abhorrait dans l'espèce humaine l'affreux penchant pour la destruction. Il s'opposait sans cesse au meurtre de ces animaux innocens qui se confient à nous sur la terre, et qui trouvent une sorte de jouissance à nous servir. Il avait interdit à ses élèves le plaisir de la chasse, persuadé que l'habitude de verser le sang dispose l'homme à la cruauté. Il voulait que la faiblesse rencontrât bonheur et protection à l'ombre de sa philosophie. On citait avec attendrissement, parmi ses contemporains, le jour où il avait acheté des poissons vivans sur le bord de la mer pour les rendre à l'élément qui devait les nourrir. La nature seule, disait-il, régit en souveraine tous les êtres qui respirent la vie en même temps que nous. Il ne nous appartient pas d'en abréger la durée. Ainsi la doctrine de Pythagore était, en quelque sorte, une émanation de la bienfaisance générale et constante du Tout-Puissant.

La vie des pythagoriciens était aussi douce que paisible. Leur mort arrivait sans aucune souffrance ; ils s'endormaient. L'excellence de leur régime les exemptait de toutes les maladies. O temps heureux où prospérait cette doctrine sacrée ! On se levait avec l'aurore ; on se couchait avec le soleil. Les animaux n'avaient rien à redouter de la part de l'homme. Des bœufs dociles labouraient affectueusement une terre qui n'était jamais teinte de leur sang. Les troupeaux s'engraissaient sans qu'on méditât leur meurtre pour le luxe d'une table. On se contentait des dons de Cérès. On n'en usait qu'avec sobriété, et les désirs des initiés étaient aussi limités que leurs besoins. Rien ne déprave les appétits de nos organes comme les profusions et la prodigalité. L'être qui se conserve le mieux est souvent celui qui emploie le moins pour sa subsistance. L'art de bien vivre est l'art de s'abstenir.

ENTRETIEN

D'ÉPICURE AVEC PYTHAGORE.

VISION PHILOSOPHIQUE.

ENTRETIEN

D'EPICURE AVEC PYTHAGORE.

VISION PHILOSOPHIQUE.

PROLOGUE HISTORIQUE.

Est-il vrai que nous conservions dans l'autre monde les idées que nous avons conçues dans celui-ci? demandait à Socrate un de ses disciples. Il est du moins probable que nos souvenirs nous restent, ainsi que nos affections, lui répondait son maître. Il est à croire aussi que, dans un lieu destiné à des récompenses ineffables, les dieux nous rendent l'amitié, l'amour maternel, la piété filiale, etc. Pour moi, je ne vois guère de quel autre genre de bonheur ils pourraient nous gratifier.

L'homme, après la mort, est purgé de l'orgueil, de la vanité, de l'ambition et de toutes les passions corruptrices qui s'étaient attachées à sa nature physique; mais les sentimens vertueux sont impérissables.

Oui, sans doute, ceux qui ont aimé sur la terre ont besoin de croire que les dieux ne changeront rien aux rapports de leurs âmes dans un monde plus heureux. Puisque la vertu nous vient du ciel, elle nous est sans doute rendue après le trépas. Il n'y a que la source du crime qui se tarit. Telle est, je ne me trompe point, la destinée humaine. Les âmes, dégagées à jamais de leur organisation matérielle, ont des communications intellectuelles et morales d'une étendue inappréciable; elles jouissent de la faculté qui rappelle le passé, et se trouvent constituées de manière à pouvoir sentir tout le bien qu'elles ont opéré dans cette vie de tribulations et de

souffrances. Ce n'est point en vain que le maître de toutes choses berce le cœur des mortels
par des espérances inépuisables ; il remplace
sans doute nos organes corporels par un ensemble de puissances nouvelles. L'homme,
épuré de son égoïsme, conserve son intelligence immortelle ; il n'a perdu que sa misère ;
il n'a fait que s'affranchir d'une enveloppe sujette à mille maux, dévorée de mille besoins.

Au-delà du tombeau, l'Éternel recompose
ses créatures, et c'est précisément la mort
qui les enfante à la vie ; elles renaissent sous
des formes sublimes autant qu'inaltérables ;
elles se rangent et se coordonnent dans une
harmonie nouvelle ; elles se ressouviennent
de leur imperfection antérieure. Tout s'opère
ainsi par l'unique pouvoir de celui qui tient
dans ses mains les lois et les conditions de
l'existence. Nous ne passons dans ce monde
frivole que pour mériter l'immortalité.

Tous les peuples de l'univers ont cru à la conservation de cet état moral des personnages après le trépas. C'est la persuasion où nous sommes que les ombres des morts éprouvent des affections, des regrets, surtout des repentirs, qui a fait imaginer ces dialogues dont se servaient les sages de l'antiquité pour vivifier les méthodes de leur enseignement. A leur exemple, j'ai voulu mettre en scène deux esprits de l'ordre le plus élevé, qui ont tenu le sceptre de la philosophie à deux époques très éloignées l'une de l'autre. J'ai supposé que Pythagore et Épicure s'étaient rencontrés dans l'autre monde, et qu'ils avaient eu ensemble un entretien. Je vais essayer de le redire tel que j'ai cru l'entendre dans mon rêve philosophique. On peut se permettre un tel artifice. Les plus hautes questions de la science semblent doubler d'intérêt, quand elles sont ainsi fictivement discutées par tant d'hommes illustres dont on voudrait ranimer la voix. Cette forme dramatique donne une expression plus vive aux sentimens qu'on veut inspirer, aux maximes que l'on veut apprendre.

Pythagore et Épicure sont éminemment remarquables par le rang qu'ils ont occupé dans la vie, par l'influence qu'ils ont exercée sur les vertus et les vices de leurs contemporains. Le premier a jeté les fondemens du bien public et universel ; le second a ébranlé les colonnes du temple de la sagesse. L'un a efficacement constitué l'édifice du bonheur politique en coordonnant la religion à l'intérêt de l'homme, en lui assignant ses sources dans le sentiment moral ; l'autre a flatté les penchans grossiers de l'organisation, et ne réprimait rien dans l'âme de ses disciples. Il les instruisait à douter des dogmes les plus utiles à la conservation du genre humain ; il fournissait des argumens contre les vérités éternelles qui les consacrent, et cherchait à affaiblir des certitudes qui sont la consolation de tous les siècles : l'ignorance vaut mieux que ce qu'il enseignait. Pythagore voulait rendre les hommes meilleurs; Épicure prétendait les rendre plus heureux.

Pythagore se montrait humble, silencieux et réservé. Il serait trop long de retracer ici toutes les qualités précieuses dont il était orné et que la modestie embellissait; il était surtout persuadé que la philosophie est une science divine, et qu'il faut éloigner du vulgaire qui la profane. Mais Épicure admettait à ses leçons un grand concours d'auditeurs; il sacrifiait à la gloire, et personne ne fut plus sensible que lui aux applaudissemens de la multitude. Ses partisans s'accrurent dans tous les lieux : les passions dont il avait brisé le frein étaient intéressées à le soutenir. La doctrine de Pythagore porte l'empreinte de la création ; dans celle d'Épicure tout est d'emprunt, jusqu'aux sophismes séduisans dont il embellissait ses dissertations.

Le philosophe de Crotone voulait substituer les joies intellectuelles aux joies physiques : celui d'Athènes suivait une route contraire ; il immolait tout aux plaisirs des sens. Le premier disait : Abstenez-vous pour mieux vivre ; le second : Abstenez-vous pour mieux jouir. Ce dernier tenait son école dans un jardin, au milieu des fêtes et des jeux ; il regardait la volupté comme le but unique où devait tendre notre vie, comme le premier bien de la nature humaine, comme le moyen le plus efficacement adapté à la durée de notre existence. Il est facile de voir que ses principales instructions étaient fondées sur l'égoïsme et sur le principe de l'*amour de soi*. La plupart de ceux qui venaient l'entendre étaient des hommes blasés par les jouissances superflues, des riches amollis qui n'usaient des fleurs que pour les flétrir, des victimes de la débauche qui paraissaient à peine sur la scène du monde et descendaient dans le tombeau par une vieillesse anticipée. Si cette doctrine fut une de celles qui se maintinrent le plus long-temps chez les Athéniens, c'est sans doute à cause du bonheur qu'elle promettait. On croit, du reste, que la faiblesse ordinaire de la santé d'Épicure avait influé sur la nature et le choix de ses dogmes : c'était la *personnalité* ingénieusement réduite en système. On se laissait aller doucement à ce langage harmonieux par lequel il attirait à lui le monde civilisé ; on s'attachait avidement à toutes les émotions qu'il inspirait.

Mais Pythagore avait des vues plus vastes et plus dignes des hommes qu'il voulait instruire et perfectionner ; il pensait avec raison que toute morale qui a pour base des

intérêts terrestres est essentiellement irréli-
gieuse, qu'il faut chérir la vertu pour elle-
même, et non pour les avantages qu'on en
retire ; il affaiblissait le corps pour donner
plus de force à la raison, et faisait trouver le
bonheur dans une courageuse renonciation
à tous les biens de la vie. C'était pour déta-
cher ses disciples du sein de la terre qu'il
les occupait principalement de l'étude et de
la contemplation du ciel ; et comme, dans un
monde où tant de soins vulgaires nous ra-
baissent, l'âme a besoin d'être exaltée, la
musique venait imprimer à leurs esprits le
plus doux et le plus délicieux des élans. Ils
s'éveillaient au bruit d'une harmonie ravissante, et c'était encore ce bel art qui les dé-
lassait des fatigues du jour. C'est ainsi qu'il
ôtait, pour ainsi dire, à l'existence tout ce
qu'elle peut avoir d'impur et de matériel.

Le plus grand mal que les Épicuriens aient

fait à la terre, c'est de l'avoir affranchie de la crainte des dieux, d'avoir ôté à l'âme son repentir, et de n'avoir ainsi donné à la vertu que des motifs frivoles ou des récompenses passagères. Ce n'est donc pas sans raison qu'on les a dépouillés du titre de *sages*. On leur reprochait de s'être trop occupés de la physique, et d'avoir en quelque sorte *matérialisé* la philosophie. A les voir accourir en foule dans les jardins de leur maître, on eût dit que le bonheur n'était qu'ici-bas, et qu'ils n'avaient pas assez de temps pour en jouir. Quant aux élèves de Pythagore, on pourrait les comparer à ces cénobites de nos jours, qui anéantissent tous les sentimens fragiles de l'existence pour un sentiment pur et immatériel, qui abjurent toutes les joies vulgaires du monde pour les ravissemens d'une nature idéale, qui se dépouillent de toute souillure terrestre et se perfectionnent pour l'éternité. Cinq années de silence étaient pour eux l'apprentissage de la circonspection, le noviciat de la philosophie. Dans cette auguste institution, tout se rapportait à la tempérance. L'art suprême des initiés était de savoir contenir et diriger l'essor de leurs âmes, de commander à de vains désirs.

Pythagore fut le premier qui imprima une sorte de solennité au culte des dieux, et qui envisagea la philosophie comme le sacerdoce de la raison. C'est ce qui l'avait déterminé à donner ses leçons dans l'intérieur des temples : c'est là qu'il rassemblait les Crotoniates pour les exhorter à la modestie, et les détourner du luxe qui les corrompait. Son éloquence avait quelque chose de sacré, et digne des lieux où l'on accourait pour l'entendre. Il se montrait néanmoins aussi sobre dans ses discours que modéré dans ses actions. Ses sentences brillaient comme des éclairs, et il s'exprimait avec la concision des oracles. Les paroles rares frappent et attachent l'imagination des mortels; il semble qu'une divinité invisible les dicte à celui qui les prononce. L'incorruptible Pythagore avait l'air d'être conduit par une puissance surnaturelle pour assurer le triomphe de la vertu. Il fit descendre du ciel toutes les lois dont il gratifia les hommes; il prouva que l'incrédulité était un sentiment factice émané de l'orgueil et de la corruption : il regardait la vie comme un rêve qu'il faut enchanter par l'espérance.

La philosophie est une sorte de jurisprudence morale plus puissante que tous les gouvernemens. Les vastes conceptions de Pythagore eurent l'application la plus utile sur ses contemporains; on eût dit que les dieux l'avaient revêtu d'une portion de leur empire. Tous les intérêts de la terre disparaissaient dès qu'on avait éprouvé le charme

de son éloquence irrésistible. On accourait
de toutes parts pour se mettre en communication avec cet esprit incomparable, pour se
pénétrer de ses idées, pour se remplir en
quelque sorte de sa sagesse : on se sentait
meilleur et perfectionné, dès qu'on avait joui
de sa conversation.

Il y avait d'ailleurs dans tous les actes
de ce réformateur sans tache une prévoyance
paternelle qui lui assigne un des premiers
rangs parmi les bienfaiteurs du genre humain. Toute son habileté politique consistait à inspirer ce que les lois ordon-
nent ; sa droiture, ses hautes lumières,
l'excellence de sa morale, lui concilièrent
l'estime et la reconnaissance des magistrats,
qui le consultaient sur les affaires publiques,
qui assistaient même à ses leçons, et ajou-
taient par leur présence à la majesté imposante de son auditoire.

Qui pourra croire que celui qui avait donné le bonheur à tant d'hommes ait succombé lui-même sous le poids de l'infortune et de la douleur, qu'il ait erré de ville en ville pour se soustraire à la persécution la plus injuste, qu'on l'ait abreuvé d'outrages jusque dans les lieux où on lui avait dressé des autels, qu'il ait vu ses dogmes dédaignés, ses écoles proscrites? L'exil l'attendait au déclin de ses jours, celui qui avait agrandi le sort de l'humanité et consumé sa vie au service de ses semblables. Il fut victime du ressentiment et de la haine, l'homme qui n'eut jamais de colère et qui avait fait de l'amitié un sacrement. Le peuple, dans sa fureur insensée, éteignit le flambeau qui l'avait éclairé. Les détails précis sur une fin aussi triste que déplorable se sont perdus dans la nuit des temps. On sait seulement que ce beau génie fut immolé dans un temple où il avait cru trouver un asile ; on sait aussi qu'il dévoua sa tête avec courage, et que le souverain maître en l'art de vivre se montra sublime en l'art de mourir.

Pour ce qui est d'Épicure, il eut en partage tout ce que la vie a de plus amer. Il faut pourtant le dire à sa louange : il ne fut jamais plus admirable qu'à son lit de mort. Ses nombreux amis avaient beau le questionner sur ses douleurs, il étouffait ses soupirs et ne proférait aucune plainte. Son âme était tranquille alors même que son corps était en proie aux commotions les plus déchirantes. Leucippe et Démocrite l'avaient tellement abusé par leurs systèmes ingénieux, qu'il discourait sur la volupté et parlait sans cesse des avantages d'une santé régulière, quand les plus fameux médecins d'Athènes dissertaient sur la gravité de son mal. Il opposait des digues au trépas qui l'enveloppait ; il inventait des forces pour expliquer les merveilles de la nature. Mais, au milieu de toutes ses suppositions, rien n'était réel que ses souffrances. C'est surtout en vain qu'il entretenait ses disciples des fondemens du vrai bonheur; le bonheur n'est point parmi les mortels : on peut le rêver sur la terre; on ne le goûte que dans les cieux.

ENTRETIEN

D'ÉPICURE AVEC PYTHAGORE

SUR LA TEMPÉRANCE.

———

L'EXTASE ressemble quelquefois à ces songes de la nuit que les dieux font naître dans le cerveau des mortels. Ses merveilleux phénomènes ne sont, le plus souvent, que le résultat d'une attention fortement concentrée. Pythagore a très bien connu cet état physiologique de l'âme où conduit la puissance de la méditation. Nos membres sont immobiles comme s'ils étaient liés par un sommeil invincible ; nous vivons dans une abstraction complète des choses de la terre. C'est dans cette situation étrange que nous nous imaginons voir les ombres de ceux dont nous ché-

rissons la renommée traverser les airs et venir
errer au milieu de nous. Nous sommes frap-
pés de leur apparition, comme si nous nous
trouvions placés dans le monde visible : nos
yeux sont pourtant fermés, et nos mains ne
sauraient les atteindre. Elles se glissent en
quelque sorte entre l'âme et les organes
qui servent de porte aux sensations vulgaires.
Nous croyons toucher leurs formes vapo-
reuses; elles nous communiquent leurs volontés. Nous nous pénétrons de leurs avertissemens; et, dans l'illusion qui nous charme,
nous croyons entendre jusqu'à leurs paroles.
Tel j'étais moi-même une nuit que je me li-
vrais sans contrainte et sans interruption au
plaisir ardent de mes réflexions prolongées.
Épicure et Pythagore étaient en ma présence;
leurs fronts sublimes s'étaient rencontrés.
Voici leur dialogue que je reproduis; voici
comme ils ont parlé durant cette vision extatique, et dans un lieu où il n'y a ni erreurs

ni prestiges ; où l'homme n'a plus ni besoins, ni désirs, ni craintes ; où l'esprit s'élève sans effort jusqu'à la cause première des choses humaines ; où tout repose dans la perfection morale entre l'innocence et la vérité.

ÉPICURE.

Hommage à Pythagore! respect à l'interprète des dieux! honneur au modèle des sages! amour au législateur philanthrope! je jouirai donc du charme de vos paroles ; je pourrai recueillir de votre bouche éloquente quelques uns de ces oracles sacrés qui ont tant contribué au bonheur et à la conservation des peuples. Et moi aussi, j'étais philosophe dans l'autre monde : à la vérité je ne suivais pas votre route ; mais nous avons tous deux traversé le tombeau. Nous sommes dans le séjour où l'on boit l'oubli de toutes les vaines contestations de la terre. Ici se brisent les fureurs de la haine; ici s'éteignent les rivalités. Que nos ombres se réconcilient! j'abjure à vos pieds une doctrine qui vous offense, et dont mes réflexions m'ont désabusé.

PYTHAGORE.

Je reconnais et j'embrasse Épicure. J'aime à voir arriver en ces lieux le prédicateur de la volupté, l'architecte de la vie heureuse; sa brillante renommée est depuis long-temps venue jusqu'à moi. Je m'étonne toutefois que mes maximes aient eu quelque part à son estime: jamais doctrine ne lui fut plus opposée que la mienne.

ÉPICURE.

Ma philosophie vous paraît sans doute répréhensible; mais on peut errer sans être coupable. Je vivais dans un monde où les passions se disputent l'homme comme une

proie, où les yeux ne sont que des instrumens illusoires ; j'ai suivi la pente de mes
sens, et c'est la nature même qui m'a égaré.
Il n'appartenait qu'à vous, Pythagore, de
pénétrer les mystères de la Providence, et
d'avoir été initié dès l'enfance dans les desseins suprêmes de notre Créateur.

PYTHAGORE.

Gardez-vous de croire, mon cher Épicure,
que je verse le blâme sur votre conduite.
Ce n'est pas vous qui avez perverti la Grèce
par le scandale de votre vie privée ; ce sont
vos disciples qui ont déduit de vos raisonnemens des conséquences pernicieuses ; c'est
l'abus insensé qu'ils ont fait de vos dogmes
qui a calomnié votre enseignement. Qui peut
ignorer d'ailleurs que vous avez vécu comme
un sage ? qui ne sait pas que vous avez
abandonné la terre avec le courage d'un
stoïcien ?

ÉPICURE.

Vénérable Pythagore, votre générosité me confond ; il est vrai que mes intentions étaient pures ; mais c'est par leurs résultats qu'il faut juger les doctrines philosophiques. Vous seul possédiez la vraie théorie du bonheur ; je n'ai enseigné qu'un vain système. L'époque où vous avez paru dans le monde doit certainement être consacrée comme une des révolutions les plus honorables pour l'esprit humain. Par quelle fatalité pourtant les générations que vous vouliez instruire ont-elles jeté des ombres et des ambiguités sur l'importance de vos préceptes ? Pourquoi chercher à ternir cette gloire immortelle par des récits fabuleux et des allégations mensongères ? A quoi sert donc la renommée quand la postérité la défigure ?

PYTHAGORE.

La postérité n'est pas toujours équitable

envers les philosophes ; elle blâme ce qu'elle ne peut entendre. J'ai vécu sous les tyrans ; j'ai dû couvrir mes dogmes d'un voile qui les dérobât aux malignes interprétations d'un vulgaire dénonciateur ; j'ai donc eu recours aux symboles, qui sont la première langue des religions persécutées ; et comme la multitude abuse de tout, je n'ai pas voulu qu'elle pénétrât trop avant dans les mystères de ma doctrine ; mais les dieux savent que je n'ai pas trompé les peuples qui s'étaient confiés à mes soins. O mon cher Épicure, qui mieux que vous a dû se convaincre que les leçons de la sagesse se dénaturent dans des cœurs corrompus ? Pour moi, je fus toujours si vivement pénétré de cette maxime, que j'exigeais une multitude d'épreuves de la part de ceux qui aspiraient à la connaissance de mes dogmes. Ce n'est qu'à travers de nombreux obstacles, et après une attente plus ou moins prolongée, qu'ils arrivaient à une complète initiation. Il est dans l'instinct de l'homme de s'attacher davantage à des vérités conquises par de grands efforts. D'ailleurs, à l'époque où j'enseignais, les vérités de la science étaient dans les mains d'un petit nombre d'hommes; nous les recélions comme des trésors.

ÉPICURE.

Sublime et incomparable institution! On vous doit les plus sages lois qui ont gouverné le monde. Vous avez enchanté l'Italie par les belles sciences que vous y avez transportées; et les Grecs venaient y chercher le flambeau qui les avait abandonnés. Platon fut redevable à votre école de ces notions physiques sur lesquelles il avait fondé ses plus séduisans systèmes. Ce furent vos disciples qui lui transmirent tout ce qu'il a énoncé de plus ingénieux sur l'économie générale du monde et sur la formation de l'univers. Que sont devenues les semences de la doctrine sacrée? Comment les hommes ont-ils perdu la mémoire de vos bienfaits?

PYTHAGORE.

Quand je fondai ma doctrine, je n'avais ni l'orgueil ni la prétention de croire qu'elle serait éternelle parmi les hommes. Quel législateur peut soutenir l'épreuve des siècles? Qui ne sait pas que les vicissitudes de la fortune exercent leurs ravages sur les institutions le mieux établies? L'inconstance est une infirmité humaine; les peuples veulent être diversement servis. Les philosophes se succèdent sur la scène du monde; ils abusent constamment la multitude par des hypothèses nouvelles. Cependant neuf générations ont fidèlement gardé le dépôt des doctrines que je leur avais confiées. Ce long règne me console un peu des vaines attaques des sophistes et des sarcasmes de leur malignité.

ÉPICURE.

Il est certain que les mœurs changent perpétuellement dans un monde où tout est
mouvant comme la surface de la mer. D'autres habitudes entraînent les hommes; de
nouvelles idoles obtiennent leur encens.
Souvent les mêmes vérités présentées sous
d'autres formes captivent leur admiration,
et ils deviennent tout-à-fait incapables d'apprécier les actions de ceux qui les ont dès
long-temps précédés dans la carrière de la vie.
Consolez-vous pourtant, immortel Pythagore! votre nom est toujours en vénération
sur la terre. On y bénit votre morale; on
y respecte votre gloire; on y compatit à vos
malheurs.

PYTHAGORE.

On vous a donc informé des persécutions
que j'ai subies pendant le règne funeste de

Polycrate ? Que le Dieu de l'univers pardonne à ses égaremens ! son injustice et ses offenses n'ont laissé aucune cicatrice dans mon âme. Mon cher Épicure, je vous épargne le récit des maux qui m'ont accablé. C'est aux prêtres vénérés de la savante Égypte que je dus les premiers documens de la sagesse ; leurs sublimes entretiens avaient porté la lumière dans mon âme ; car j'étais né sous les auspices d'Apollon, et la plus auguste des religions avait guidé mes premiers pas dans le sentier de la philosophie. Le désir d'apprendre ne me laissait aucun repos. Je devais aux dieux cette curiosité insatiable qui attirait mon attention sur les objets mystérieux de toutes les sciences. Mon bonheur était de fréquenter les mages, les pontifes, les législateurs. J'allais étudier près d'eux l'art de modérer mes passions et de contenir l'élan de ma jeunesse. Après une absence plus ou moins fructueuse à mon instruction, je repris la route de Samos ; mais je n'y trouvai plus de patrie. Il fallut bientôt quitter une terre déshonorée par la servitude. J'étais au sein d'une cour voluptueuse où j'avais à lutter contre une nuée d'esclaves à gages qui m'entouraient de leurs regards curieux. Qui le croirait ! pendant ce temps, Anacréon contribuait à corrompre le cœur du tyran par le son harmonieux de sa lyre. Il fit l'apologie de la débauche et préconisa l'intempérance. La dépravation fut universelle. Des histrions s'établirent dans tous les carrefours de la ville. Les Samiens étaient devenus les plus voluptueux des Grecs. Polycrate éloignait de lui tous les censeurs austères de ses débordemens ; il s'était environné de flatteurs. Ses exploits guerriers, ses crimes heureux étaient célébrés par les poètes et consacrés par des monumens. La fortune encourageait de plus en plus son audace ; mais sa chute fut aussi rapide que son élé-

vation. Un supplice affreux l'attendait au-
delà des bornes de son empire.

ÉPICURE.

Polycrate avait mérité son triste sort. Par
sa tyrannie, son intempérance, il fut un
fléau pour ses sujets. Mais vous, sage et généreux Pythagore, quel mal aviez-vous fait au
monde pour y mourir de la main des ingrats ?

PYTHAGORE.

Vous le savez, le peuple est inconstant
pour ses idoles. Comme tant d'autres, j'ai
bu le calice des amertumes humaines ; mais
j'ai tout pardonné. Les philosophes sont les
envoyés des dieux sur la terre ; ils doivent
accepter leur message avec les tribulations
qui l'accompagnent.

ÉPICURE.

Votre courage a toute mon admiration ;
mais l'excellence de votre doctrine excite

toute ma curiosité. Les maximes de votre morale sont pour moi comme les discours des dieux. Vous l'emportez en science comme en sagesse sur tous les philosophes qui vous ont succédé. Je vous conjure de me dire quelle est cette jurisprudence extraordinaire qui a attiré sur vous tant de gloire et de renommée. Dévoilez-moi ces règles austères qui firent revivre parmi les humains l'amour et le culte de la vertu. Découvrez-moi les motifs sublimes de cet institut mystérieux qui ramena chez les Crotoniates la bonne foi, la justice, la bienfaisance, la force, la frugalité, la simplicité des mœurs, l'ardeur pour la religion et le respect pour la vérité.

PYTHAGORE.

Quand je quittai la Grèce pour chercher un refuge sous le beau ciel de l'Italie, je n'y trouvai que des peuples vaincus, oubliant leurs défaites au milieu des plus honteuses débauches. Les vices étaient en honneur ; tous les désordres étaient tolérés. Je dus tout faire pour régénérer une multitude aveugle qui avait perdu l'instinct de sa conservation. Le climat de Crotone inspire d'ailleurs une indolence qui réclamait des institutions vigoureuses. Mon premier soin fut d'imprimer aux esprits un essor généreux vers tous les actes vertueux de la vie. Je proclamai des lois pour arrêter efficacement les déviations criminelles de la volonté humaine ; j'inspirai surtout à mes disciples le goût de cette existence intellectuelle qui depuis cette époque devint pour eux une source intarissable de vraies jouissances. Je leur appris à se rendre heureux par le choix de leurs actions et par la modération de leurs désirs. L'homme n'a été créé que pour les voluptés de l'esprit. Il faut affaiblir son organisation matérielle pour lui ôter le pouvoir d'être méchant.

ÉPICURE.

Ainsi donc, d'après vos pensées, l'homme est esclave-né de lui-même; il n'existe que pour se contraindre; sa vie entière n'est qu'une suite de privations, une éducation qui se prolonge par une série de devoirs plus ou moins onéreux. L'homme est-il donc fait pour dédaigner les dons de la nature? N'arrive-t-il sur la terre que pour y cueillir des fruits amers? Pour qui sont les fleurs que les dieux font croître aux pieds des mortels? Quant à moi, j'ai toujours pensé que c'était complaire à la Providence que de s'abandonner docilement aux divers penchans qu'elle nous suggère; nos désirs viennent de ses lois; nos besoins, de ses inspirations.

PYTHAGORE.

O mon cher Épicure, c'est avec de tels principes que, sans le vouloir, vous avez fait tant de mal à la ville d'Athènes. C'est ainsi que s'exprimaient Anacréon et tous les voluptueux de son temps, à l'époque où ils corrompaient mes concitoyens.

ÉPICURE.

La vie est un banquet où chacun peut prendre sa part d'allégresse et de bonheur.

PYTHAGORE.

La vie est un concert destiné à célébrer l'éternelle bienfaisance d'un dieu créateur. L'homme intellectuel est une portion de la raison divine, mue par des organes fragiles qui doivent apprendre à résister. Mille dégoûts attendent celui qui épuise la coupe du plaisir. Les excès du corps nuisent à la méditation, et les jouissances de l'âme ne sont réservées qu'au philosophe frugal et tempérant. J'ai long-temps médité sur le bonheur des peuples; il n'est qu'un moyen de les épurer et de les rendre plus dignes de leur destination ; c'est de mettre un frein à leurs passions, et de diminuer la somme de leurs besoins. Imprudent Épicure, vous avez pris le monde pour une fête ; mais bientôt la nuit a succédé à vos danses bruyantes. La mort suspendait son glaive sur vos assemblées tumultueuses ; elle moissonnait tous vos disciples au milieu des roses de leur printemps.

ÉPICURE.

Et vous aussi, divin philosophe, vous partageriez l'erreur commune sur le but de la secte que j'ai fondée ! vous adopteriez sans examen des bruits calomnieux sortis du Portique ou du Lycée ! J'ai constamment bravé toutes les opinions ; mais celle de Pythagore est nécessaire à ma félicité. Il importe que je me justifie. Quoi qu'en disent mes adversaires, je n'ai jamais toléré la débauche ; je ne me suis point comparé aux dieux créateurs souverains de mes atomes. J'ai rêvé seulement qu'on pouvait atteindre le bonheur, et j'ai voulu conduire mes disciples au bien par les sentiers que la nature indique. Les hommes sont comme les fleuves; ils doivent suivre sans résistance les mouvemens que leur imprime la pente même de leur organisation. Je cherchais à adoucir les épreuves qui attendent tous les mortels dans une vie périssable. J'ai enseigné la vertu dans un jardin, au milieu des bienfaits de la Providence. Ces festins que l'on nous reproche n'ont jamais été célébrés sous des lambris dorés; l'art et le luxe n'y étaient pour rien; c'était à bien peu de frais que nous nous procurions les véritables biens de l'existence. O vous, qui fûtes le plus sage et le plus éclairé des hommes, ne reviendrez-vous pas de vos préventions? Aussi bien que vos adeptes, les épicuriens savent borner les besoins de leur âme; mais ils ne sauraient se persuader que les impulsions natives de l'instinct puissent égarer celui qui s'y abandonne. Observons l'homme à sa naissance: il se dirige vers le bonheur comme la plante vers l'astre du jour. Il entre à peine dans la vie, qu'il recherche déjà les situations les plus naturelles et qui sont le mieux appropriées à sa conservation; il ne craint rien tant que la douleur. Comment ne pas croire que le plaisir est un guide? comment ne pas chérir la volupté, quand les dieux l'attachent à nos inspirations les plus généreuses? Quel plus bel hommage peut-on rendre à la vertu que de lui rallier tous les humains par les plus douces inclinations de leur être, et par une chaîne de sentimens agréables?

PYTHAGORE.

Aimable Épicure, tous les sophismes de votre école n'ont pas tari une seule larme;

vous avez fait les plus ingénieux raisonnemens sur le bonheur, et vous n'avez pas
suivi la route qui y conduit. Vos festins,
vos breuvages, vos essences, vos suavités,
ne servaient qu'à faire vivre plus vite; mais
les regrets succédaient à toutes vos jouissances, et aucun homme sensé ne sympa-
thisait avec votre joie. Il n'y a que la satisfaction d'une conscience pure qui pénètre
délicieusement nos organes. Vous avez égaré
vos disciples en dissipant les trésors de leur
âme sensible; comme ils ont payé cher leurs
libations au dieu corrupteur qu'ils encen-
saient !

ÉPICURE.

Quelques déserteurs de mon école ont pu
sortir de la route que je leur avais tracée;
ils ont pu errer sur les conséquences; mais
les intentions du maître n'étaient point criminelles. Je disais à mes disciples : « Le

plaisir est le souverain bien ; mais malheur à celui qui s'en rassasie ! La douleur est un mal ; mais sachons l'affronter et la vaincre quand la nécessité l'ordonne. Soyons heureux ; mais préférons l'infortune à tout bonheur acquis par des voies déshonnêtes : la vertu seule doit épurer nos jouissances. Sachons surtout nous soustraire à toutes les passions désordonnées ; elles sont corruptrices de la volupté. » Ainsi donc les épicuriens ne sont point intempérans ; ils acceptent, il est vrai, les dons de la fortune ; mais ils savent les lui rendre avec courage dans les jours de malheur.

PYTHAGORE.

Vos maximes sont séduisantes ; mais elles ne dérivent pas d'une source très pure, puisque vos disciples ont tout appris, hors l'art de contenir leurs passions. La sagesse et la tempérance ne s'enseignent point au milieu des fêtes. Mon cher Épicure, vous avez vu quelquefois des milliers d'insectes s'agiter dans les airs et fatiguer l'espace par un vain bruit : tels sont les hommes que la volupté entraîne, quand on les contemple du haut des cieux.

ÉPICURE.

Je ne défends que ma morale, et je vous abandonne mes systèmes : je vivais au milieu des hommes ; j'ai partagé toutes leurs faiblesses. Mais c'est trop vous parler de moi, divin Pythagore ; revenons à vos dogmes ; continuez à m'initier dans ces grands mystères dont vous avez rempli l'âme de vos disciples. Dites-moi, je vous en conjure, quel motif secret vous fit prononcer une interdiction aussi rigoureuse que celle des viandes. L'organisation humaine ne saurait admettre un pareil précepte. Il faut obéir à la nature, quand on veut commander à l'humanité.

PYTHAGORE.

Je n'ignore pas combien ce dogme particulier de mon école a excité les railleries du
vulgaire et des esclaves de la sensualité ; la
vérité est qu'on a énoncé cette défense d'une
manière trop absolue ; j'ai seulement souhaité
que l'on se modérât davantage sur l'emploi
de la chair des animaux. Des motifs puissans
m'ont dirigé dans cette règle d'hygiène publique. L'homme sur la terre se complaît
essentiellement dans la destruction ; il aime
à voir couler le sang des victimes ; il en fait
hommage aux dieux, qui repoussent une pareille offrande. A l'époque où je dictai ce
précepte, il existait des peuples qui faisaient
présider la mort à leurs fêtes, et pour lesquels
les sacrifices étaient un spectacle réjouissant.
Je voulus abolir ou tempérer du moins ces
inclinations monstrueuses, dont le germe funeste avait jeté des racines profondes dans le

cœur humain. D'ailleurs, comme ma doctrine
avait aussi pour objet de procurer à mes disciples une vie longue et exempte d'orages,
j'avais retranché de leur régime tout ce qui
pouvait nuire à l'harmonie de la santé; j'avais
donc défendu qu'on eût jamais recours à l'art
perfide des cuisiniers de Syracuse. On ignorait les moyens de raffiner les délices de la
table, et d'imprimer aux mets plus de saveur;
on ne connaissait aucune de ces combinaisons savantes qui émoussent les forces sen-
sitives des organes : le lait des troupeaux nous
suffisait. Le miel de Sicile est suave et odo-
riférant; nous avions oublié celui du mont
Hymette. C'est folie de croire que la nature
refuse des qualités aux fruits que sa libéra-
lité dispense. Nous usions des alimens dans
toute leur simplicité. Dans aucun temps, mes
disciples n'ont fait la guerre au gibier timide
des forêts; dans aucun temps, on ne vit le
pythagoricien lancer une flèche dans les airs

pour faire tomber à ses pieds une proie pal-
pitante, ou tromper l'habitant des eaux par
un perfide hameçon; nous repoussions jusqu'aux tributs de la mer. Je trouvais pareillement de la barbarie à priver de leurs œufs
tant de volatiles que le ciel nous donne comme
compagnons de notre vie. Nous n'avions
point d'esclaves éthiopiens pour nous servir.
Toute notre science économique consistait à
nous enquérir dans quel temps, dans quelle
saison nos herbages, nos légumes, nos fruits
avaient le plus de saveur et de bonté; dans
quelles circonstances ils pouvaient être le
plus favorables à la santé du corps. J'avais
banni surtout des simples repas de mes disciples ces liqueurs fermentées, ces vins généreux qui portent l'âme à des joies immodérées:
nous nous contentions d'une eau pure et
limpide, telle qu'elle jaillissait de nos fon-
taines. Le régime des athlètes ne convient
point à des philosophes. La sobriété rend

l'esprit sain et le corps vigoureux. L'homme qui se tempère finit par se bien connaître. Il faut être sur une mer calme pour s'endormir avec sécurité.

ÉPICURE.

Désirer ou haïr, poursuivre ou éviter, voilà, ce me semble, toute la destinée humaine. C'est par ces actes qu'elle se conserve. Sous ce point de vue, la tempérance est, sans contredit, la plus utile des vertus terrestres ; mais elle n'a pas uniquement pour objet de prémunir l'homme contre les infirmités de sa nature physique ; car les maux du corps ne sont rien en comparaison de ceux de l'âme. Comme être sociable, l'homme est dans un rapport constant avec ses semblables, avec l'univers. Savant Pythagore, les passions ressemblent aux cordes de votre lyre ; elles ne rendent d'harmonieux accords que lorsqu'elles sont excitées ou distendues d'a-

près les règles que vous avez si ingénieusement établies.

PYTHAGORE.

Il est certain, mon cher Épicure, que la
tempérance n'est pas seulement l'art de cir-
conscrire ses désirs touchant les choses terrestres qui servent à l'entretien de l'organisation de l'homme ; c'est la modération appliquée à tous les actes moraux de la vie ; c'est
l'art de n'imprimer à l'âme que des impulsions conservatrices qui la dirigent vers le
vrai bonheur ; elle influe sur·tous les rapports ; elle comprend toutes les vertus ; elle
réunit elle seule tous les attributs de la sagesse humaine ; elle instruit les mortels à
user sans faste comme sans orgueil de tous
les biens que la nature leur prodigue, à se
montrer insensibles à la vaine pompe des
honneurs de la terre, à supporter sans murmure les malheurs même qu'ils n'ont pas mé-

rités. La tempérance est la vertu dont on retire le plus de fruit; elle donne des règles à la conduite, aux affections, à la pensée; elle préserve l'homme des prestiges de l'ambition; elle comprime le ressentiment, apaise la vengeance; elle arrête les progrès du luxe; elle est le garant de la foi conjugale; elle est l'ornement du courage comme elle est le symptôme de la puissance. Tous les fondemens d'une bonne société reposent sur elle. Que deviendrait un empire, si ceux qui l'habitent s'abandonnaient à toute la fougue de leurs passions? C'est la tempérance qui préserve les états du délire frénétique de l'anarchie. Il vaudrait mieux que toutes les villes du monde fussent réduites en cendre que de les voir secouer le joug de la subordination et du devoir. La tempérance est la vertu de ceux qui commandent et de ceux qui obéissent. L'homme qui se modère devient son propre législateur; car il y a au-dedans de nous une flamme divine qui nous conduit à la sagesse quand nous écoutons ses inspirations. Celui qui ne maîtrise point ses penchans est dépourvu de ce sentiment dont les dieux nous gratifient, et auquel doivent obéir toutes les générations humaines. Instruire l'homme à la tempérance, c'est donc lui préparer une grande force. Il est des âmes sublimes auxquelles la prospérité et la fortune ne sauraient donner l'égarement de l'orgueil, qui sont intrépides dans l'adversité, qui quittent avec indifférence le rang suprême, et qui rougiraient de s'appuyer sur des faveurs mensongères; telles sont les âmes formées par cette vertu modeste et silencieuse qui coordonne si admirablement tout ce qui est nécessaire à l'entretien de la vie, qui réprime les désirs nuisibles, et nous affranchit de toutes les servitudes des passions. Sans elle, l'homme est sans cesse agité par des inquiétudes nouvelles, et ses vœux les plus ardens l'appellent toujours où il n'est pas. Enfin, mon cher Épicure, la tempérance fait des heureux ; le plaisir ne fait que des victimes.

ÉPICURE.

Pythagore, j'aime autant que vous la paix de l'âme et tous les mouvemens qui y conduisent ; mais je pense que toute vertu pratiquée avec excès est incompatible avec le bonheur de l'espèce humaine. L'homme, en domptant ses passions, peut embellir sa vie de mille délices. Les dieux aiment la volupté, puisqu'elle est inhérente aux actions qu'ils inspirent, puisqu'elle est le résultat de cette approbation intérieure que nous nous donnons à nous-mêmes dans le calme d'une conscience pure. La véritable philosophie n'est, à mon gré, que l'art de créer et de perpétuer en nous ces émotions douces qui sont la félicité des êtres sensibles.

PYTHAGORE.

Mon cher Épicure, c'est, ce me semble, une folle entreprise que de vouloir faire servir à la recherche du vrai bonheur les procédés de l'art et de la raison. Qui vous avait donc persuadé que l'organisation humaine était propre à tous les biens dont vous prétendiez la combler? Étiez-vous le rival des dieux, qui ont créé l'homme pour les souffrances? Vous avaient-ils révélé les lois de la vie? Aviez-vous le don de suspendre à votre volonté les coups du sort et de la fortune? Quand un de vos disciples s'était rendu criminel, était-il en votre pouvoir de ramener le calme dans sa conscience? De quelle utilité furent donc pour leur patrie tant d'hommes formés à votre école licencieuse? Où sont les peuples qu'ils ont affranchis? où sont les institutions qu'ils ont perfectionnées? quels vices ont-ils détruits? quels secrets ont-ils dévoilés? quel soulagement leur durent la vieillesse et le malheur? La nature était plus savante que vous, Épicure. Les bergers de l'Arcadie étaient étrangers à vos leçons. Ce ne sont pas vos préceptes qui faisaient palpiter leur cœur de tendresse et d'amour; ce ne sont pas vos raisonne-mens, c'est l'heureuse disposition de leurs organes qui les mettait en rapport avec la verdure du printemps, avec les abondantes productions de l'automne. Par un seul fait je puis achever de vous convaincre. Si votre système avait eu quelque fondement, seriez-vous mort sur un lit de douleur? La branche se sépare de sa tige sans avoir gémi, et vous n'avez pas su remettre le calme dans vos veines. Vous avez charmé l'aurore de votre vie, et vous n'avez pu en consoler le déclin. Vous le voyez, Épicure, l'arbre de la volupté ne fleurit qu'un jour, et ses fruits sont pleins d'amertume.

ÉPICURE.

Ainsi donc la philosophie n'est d'aucune utilité sur la terre, puisqu'elle ne peut donner le véritable bonheur.

PYTHAGORE.

La philosophie est une science consolatrice ; c'est l'art de guérir les maux du cœur et de façonner l'homme à toutes les vertus qui le conservent. Le bonheur est une étoile qui n'a que des lueurs instantanées. Sur la terre, on ne se juge heureux que par l'espoir qu'on a de le devenir. C'est ainsi que les bornes de l'horizon reculent devant le voyageur fatigué à mesure qu'il croit les atteindre. Il n'est point d'ailleurs de l'essence de l'homme d'être toujours dans un état serein ; comme il vit sous l'empire de la nature, il doit en subir les vicissitudes. Tous ses jours se consument pour conquérir un calme dont on ne jouit qu'aux lieux que nous habitons.

Je suppose, mon cher Épicure, que vous comptiez encore parmi les mortels ; quand tous les dieux se réuniraient pour embellir votre demeure ; quand ils vous placeraient sous un ciel sans nuage, au milieu des campagnes les plus fertiles, au bord des eaux aussi pures que celles du Pénée, de ce fleuve enchanteur qui promène partout la vie et la fécondité ; quand le printemps déploierait pour vous toute la magie de ses richesses ; quand vous seriez environné des cœurs les plus tendres et les plus purs, au sein de toutes les joies domestiques, vous n'auriez point atteint le terme de vos vœux ; vos désirs auraient bientôt franchi le vallon où vous seriez renfermé ; vous invoqueriez les orages ; vous demanderiez la saison des frimas.

ÉPICURE.

Toutes ces vérités sont dans mon âme. Personne n'est plus convaincu que moi que toutes les joies du monde sont mortelles, que la volupté a ses interruptions, que tout nous échappe sur la terre. Il n'y a que le bonheur céleste qui ne change point comme les saisons; mais c'est parce que la fortune est inconstante, que je voulais profiter de ses dons à son passage. Quand on reçoit les maux de la vie, faut-il en dédaigner les biens? Je voyais les hommes se flétrir autour de moi, et trembler sans cesse devant un avenir incertain. J'ai cru qu'il existait un remède à leurs maux; j'ai cru que, pour arracher leur âme aux appréhensions qui la tourmentent, on pouvait recourir utilement aux leçons consolantes de ma philosophie. O temps fortuné de mon enseignement! Je me souviens encore de cette journée si mémorable où Métrodore ravi m'exprimait par mille paroles son contentement et sa reconnaissance. La jeune Léontium m'enivrait de ses éloges; Colotès embrassait mes genoux.

Comme ils étaient profondément émus en contemplant la verdure de mon berceau champêtre! comme ils oubliaient les fatigues de leur existence en se vivifiant aux sources mêmes de la nature! Quant à moi, j'aurais voulu réaliser pour eux toutes les merveilles de l'âge d'or. J'étais heureux de leur félicité. Je me suis abusé peut-être, vénérable Pythagore; mais, tout en renonçant à ma doctrine, j'aime à me persuader qu'elle n'a pas été aussi funeste qu'on le prétend.

PYTHAGORE.

Vous avez pris pour le bonheur la joie bruyante et convulsive d'une multitude insensée. La plus pure morale n'est bonne à rien, quand elle repose sur un sable mouvant. A l'instant où je vous parle, vos nombreux disciples outragent votre mémoire par les fausses interprétations qu'ils donnent à vos maximes. Ah! s'il m'était permis de vous prédire tous les maux qui vont résulter de cette doctrine tant vantée, vous frémiriez, Épicure, et vous maudiriez le jour où vous fûtes déçu par les principes de Démocrite. Les poètes licencieux vont s'étayer de vos principes; vous vivrez dans la mémoire des hommes qui encensent le dieu du plaisir; votre renommée servira de prétexte à la débauche; une jeunesse inconsidérée rappellera votre nom dans ses banquets. Voilà ce que l'on gagne à ne donner à la vertu que des motifs purement terrestres; voilà les suites de cette morale qui a fondé toutes les puissances de l'être vivant sur les bases sordides d'un intérêt de tous les instans. Oh! combien d'hommes pleurent sur la terre les espérances que vous leur avez ravies! Mon cher Épicure, les dieux n'aiment et ne récompensent que les actions qu'ils ont inspirées. Celui qui méconnaît leur influence n'est pas digne d'être immortel.

ÉPICURE.

Père de la philosophie, vous portez la conviction dans mon âme ; permettez néanmoins que j'interroge encore votre sagesse sur un point important de la félicité publique. Pourquoi toutes ces sciences que vous appreniez à vos disciples ? N'avez-vous pas craint qu'elles ne conduisissent à l'intempérance des hommes naturellement vains et présomptueux ? A quoi bon ces études opiniâtres, ces méditations prolongées ? N'est-il pas dans l'univers des secrets qu'il nous est interdit de pénétrer ? Faut-il torturer son âme pour mesurer ce qui est incommensurable, pour atteindre ce qui est incompréhensible ? N'est-ce pas ainsi que nous semons nous-mêmes sur la route de la vie les épines dont nous nous plaignons ? Le vrai philosophe n'est pas celui qui parle, c'est celui qui agit et qui verse l'espérance dans les cœurs affligés. La gloire est un fantôme qui naît d'une vaine opinion de notre esprit. Puisqu'il faut mourir, que nous importe un bien périssable? Vous le savez, Pythagore; à peine l'homme a-t-il atteint toute la perfection de son talent, à peine a-t-il jeté toutes les lueurs de sa renommée, qu'il penche déjà vers le tombeau. C'est pour les dieux immortels qu'il faut réserver toutes les louanges, puisque nous n'agissons que par eux. Quant à moi, j'ai toujours regardé la science comme un labyrinthe inextricable où les philosophes s'égarent et tourmentent sans cesse leur raison, sans aucun profit pour leur bonheur. Quand même un homme parviendrait à saisir le système entier de la nature, il n'en serait pas moins un être éphémère et passager.

PYTHAGORE.

Épicure, vous avez eu tort de dédaigner les muses; ce n'est pas assez d'être généreux et bienfaisant, il faut atteindre la vérité. La source de nos misères est dans nos erreurs ; et comme l'a dit Zénon, votre contemporain, le vice n'arrive dans le monde que par l'ignorance des choses qui constituent la vertu. Pour se modérer, il importe de se bien connaître. La première puissance est celle de l'esprit ; un empire sans lumières est à la merci du premier tyran. Le génie surtout mérite notre admiration et nos hommages ; c'est une étincelle du feu céleste que les dieux jettent par intervalles dans l'âme de quelques humains privilégiés. C'est par le génie que tout s'agrandit sur la terre, les idées, les penchans, les passions, les lois, les vertus. Par la possession de la vérité, l'homme s'élève jusqu'à la ressemblance divine. Il faut donc la rechercher, ne fût-ce que pour le bonheur qu'elle donne. Vous avez connu sans doute ces joies ineffables qu'éprouvent ceux qui pénètrent pour la première fois dans le vaste champ des découvertes humaines. Est-il des ravissemens plus parfaits que ceux que l'on doit aux jouissances de la méditation et à la culture de la pensée? Mon cher Épicure, c'est par la tempérance qu'on conserve les biens de la vie; mais c'est par la science qu'on les rassemble.

Après ces paroles, ces deux grandes ombres se séparèrent et s'évanouirent à mes yeux; mais, depuis cette époque, j'ai toujours conservé l'impression profonde de leur mémorable entretien. En les écoutant, il m'avait semblé que j'étais délivré des liens du corps, et que je partageais en quelque sorte leur béatitude. Les maximes de ces deux philosophes ne sont pas sorties de ma mémoire. Je me dis souvent en songeant à eux : Épicure fait oublier les peines; mais Pythagore les guérit.

SECTION DEUXIÈME.

DE L'INSTINCT D'IMITATION,

CONSIDÉRÉ COMME LOI PRIMORDIALE DU SYSTÈME SENSIBLE.

POUR peu qu'on observe les divers phénomènes du système sensible, il est facile de s'apercevoir que l'instinct d'imitation est un des grands pivots sur lesquels roulent et se déploient les actes les plus importans de l'existence animée. C'est par cet instinct que chaque être vivant se modèle et se façonne en quelque sorte sur celui qui l'a précédé; c'est par ce même instinct que les mœurs et les habitudes se reproduisent dans la succession des espèces. Ainsi l'univers entier n'est que le spectacle de cet apprentissage mutuel, de cette imitation réciproque et non interrompue qui règle et coordonne tous les mouvemens de la vie.

L'imitation est donc une loi de l'économie animale très importante à approfondir. Il faut l'envisager comme un lien dont se sert la nature pour enchaîner tous les êtres sensibles. Qui pourrait se soustraire à son influence? L'homme surtout excelle sur la terre par cette faculté extraordinaire; et ceux d'entre les animaux qui la possèdent à un certain degré sont aussi ceux qui, par leur nature particulière, se rapprochent de son organisation physique, ou qui sont spécialement destinés à vivre en société.

Il est donc une impulsion secrète qui porte l'homme à imiter une action, pour peu qu'elle lui plaise. On peut même dire que cette impulsion a pour lui quelque chose d'irrésistible; et on peut ajouter qu'il s'approprie par l'imitation tous les matériaux de sa destinée morale. Prenez le plus inculte de nos villageois; qu'il soit mis soudainement en communication avec les plus beaux génies de l'Europe : vous serez frappé d'admiration à l'aspect des changemens qui vont s'opérer dans ses facultés intellectuelles. Cet immense pouvoir de l'instinct d'imitation se remarque particulièrement dans les grandes villes qui sont le centre de la culture des arts et de la civilisation humaine. Pour s'élever à la perfection, il a souvent suffi de respirer l'air de Paris ou d'Athènes.

Qui croirait que l'imitation est l'apanage même du génie? Toutes les sciences lui sont redevables de leurs progrès; toutes les industries lui doivent leur avancement et leur éclat. Que deviendrait l'univers, si ceux qui l'habitent pouvaient un seul instant se dérober à son empire! quelle discordance dans les rapports sociaux! tout se heurterait dans l'espace. Les esprits, aussi-bien que les corps, seraient livrés aux causes fortuites des circonstances. Il n'y aurait plus ni mœurs ni coutumes.

L'imitation est véritablement un principe de force, de perfectionnement et de grandeur : *Non ad rationem, sed ad similitudinem vivimus*. Elle exerce la plus heureuse influence sur les travaux de la vie domestique ; elle rallie constamment les hommes en les dirigeant vers le même but, en les attachant à la même entreprise, en les appliquant au même travail, en les occupant de la même idée. Les hommes laborieux se fortifient par leur association ; ils se montrent plus faibles dès qu'ils s'isolent ; c'est en s'imitant qu'ils viennent à bout de se surpasser.

Il est curieux de voir l'empressement que les hommes mettent à imiter tout ce qui vient s'offrir à leur admiration. En Europe, on cherche communément à égaler la nation qui a le plus de prépondérance. Les villes de la province reçoivent leur impulsion des capitales. C'est, dans quelques circonstances, l'instinct d'imitation qui rend notre cerveau si paresseux pour inventer ; c'est ce qui affaiblit son originalité native.

Dans la société, ce que l'on nomme la *mode* résulte manifestement de ce besoin impérieux que nous avons tous d'obéir à l'instinct d'imitation ; elle est l'expression d'un assentiment général ; elle a la force et l'énergie d'une loi à laquelle personne n'oserait se dérober sans paraître digne de blâme. C'est ainsi que l'homme revêtu pour la première fois d'un habit qui étonne par sa nouveauté, s'excuse machinalement sur la nécessité qu'il y a d'obéir à la mode ; toute résistance à cet égard passerait chez lui pour un ridicule. Il n'y a que les vieillards qui s'habillent comme au temps passé, parce que c'est le propre de leur âge de ne plus se soumettre à la puissance de l'imitation.

La mode est une loi dictée ou imposée par la jeunesse, à laquelle appartient spécialement cette prérogative. La beauté, à laquelle tout le monde est sensible, a un grand ascendant pour la fonder. On se conforme pareillement à la mode établie par les rois, les princes, les personnes élevées en dignité. Il arrive quelquefois que la mode ne *prend pas*, pour me servir de l'expression vulgaire, quand ceux qui ont la prétention de la propager n'exercent qu'une influence médiocre sur l'esprit de leurs contemporains. De là vient qu'elle est si souvent éphémère. L'empire de la mode n'est donc que l'empire de l'imitation.

L'instinct d'imitation se montre jusque dans les élémens de notre organisation physique. Il y a en nous des rapports d'harmonie qui nous sont inconnus, mais dont nous apercevons quelques effets. De là vient que, lorsqu'un organe est attaqué, les autres semblent y prendre part, et aller, pour ainsi dire, à son secours. Un point d'irritation sur une partie y détermine un courant d'humeurs. L'estomac est un des viscères dont l'ascendant est le plus manifeste et le plus étendu : il donne le ton aux autres, qui partagent ses affections, et qui imitent plus ou moins sa manière d'être.

Dans le corps vivant, il est des sympathies qui dépendent moins de la communication des nerfs que de la faculté d'imitation. Les voyageurs qui sont restés long-temps dans la même voiture éprouvent un effet bien marqué de cette disposition qu'ont les parties sensibles à répéter les mouvemens qui leur ont été fréquemment imprimés. Qui ne sait pas que tous nos actes organiques sont soumis à la même loi ? C'est ainsi que nous nous égayons de la joie des autres ;

c'est ainsi que nous pleurons de leurs peines. Le bâillement est encore un phénomène qu'on imite, pour ainsi dire, involontairement. Notre système nerveux imite les convulsions des frénétiques, des épileptiques, des enthousiastes, des aliénés.

L'imitation est ce qui constitue le triomphe des masses. Les conjurations, les émeutes, les révoltes ne sont que des passions imitées avec tous les accidens qui en dérivent. Dans les soulèvemens populaires, dans presque toutes les assemblées politiques, on voit un petit nombre d'hommes subjuguer les autres par l'opinion qu'ils ont énoncée. Les individus réunis en société sont enclins à une espèce de fièvre morale qui marche à la manière des maladies spasmodiques, et qui se communique instantanément par la toute-puissance de l'imitation. Aujourd'hui surtout ce pouvoir semble éclater d'un pôle à l'autre; les peuples les plus éloignés et les plus disparates s'unissent d'une intention commune pour établir les mêmes institutions, les mêmes formes de gouvernement. L'imitation est partout; partout l'esprit est entraîné par cet instinct si remarquable, et dont on pourrait tirer le plus grand parti pour le bonheur des hommes.

On a prétendu que l'instinct d'imitation pouvait être nuisible, en ce qu'il arrête, en quelque sorte, la perfectibilité humaine dans ses progrès, en circonscrivant les hommes dans la même sphère, en laissant ainsi leurs facultés dans un état de torpeur et d'apathie. Mais si nous portons nos regards jusque dans les siècles les plus reculés, si nous en jugeons par un examen approfondi des procédés antiques, qui ressemblent tant aux procédés modernes, et spécialement par celui des objets trouvés dans les tombeaux des Égyptiens, dont la plupart sont si admirablement conservés, nous ne sortons point du cercle où nous ont laissés nos pères; leurs inventions s'étaient perdues; nous ne faisons que les reproduire. Ainsi donc, combien d'hommes se font illusion en se croyant sur des routes nouvelles! combien de choses ne sont que retrouvées!

Quand on dit que l'exemple est contagieux, on veut dire que l'imitation est irrésistible, et qu'elle est une institution primitive de la nature. Voyez deux armées en présence dans un grand jour de bataille : toutes les physionomies se ressemblent, parce que toutes les âmes sont agitées de la même passion. Le signal est à peine donné que la soif de la vengeance est subitement communiquée par celui qui commande. L'uniformité des costumes, des armes, chez les soldats, n'est-elle pas ici le symbole de l'uniformité d'action, de l'uniformité d'obéissance ?

La loi de l'imitation est, en quelque sorte, écrite sur la physionomie humaine. Entrez dans une ville étrangère ou dans un pays qui vous était inconnu : tous les visages y sont, en quelque sorte, calqués d'après le même type. C'est à l'instinct de la puissance imitatrice qu'il faut rapporter ces inflexions et ces accens de la voix qu'on observe chez les individus qui habitent les mêmes contrées; en sorte qu'il suffit d'en avoir entendu quelques uns pour reconnaître ensuite les autres à mesure qu'on les rencontre. Il en est ainsi de la démarche, des allures, en un mot, de tout ce qui constitue le *facies* de certains peuples, de manière qu'en tous lieux, l'imitation est véritablement le moule où se façonne l'espèce humaine.

Lorsqu'un homme a abandonné depuis longtemps sa terre natale, il perd d'ordinaire l'accent qui lui est propre, pour prendre celui des hommes au milieu desquels il est venu vivre. Tant il est vrai que le cerveau, qui est le premier instrument de l'imitation, se met constamment à l'unisson de tous les êtres qui nous environnent.

L'imitation règne donc en souveraine sur le

monde sensible ; il est d'abord intéressant de faire
remarquer que les langues des différens peuples
ne sont quelquefois qu'une sorte d'imitation des
cris des animaux qui fréquentent les pays qu'ils
habitent. Feu mon illustre ami, Bernardin de
Saint-Pierre, fait lui-même cette réflexion. Il remarque, par exemple, que la langue des Anglais
est sifflante comme celle des oiseaux qui se trouvent sur les rivages de leur île ; il ajoute que
celle des Hollandais a quelque chose du coasse-
ment des grenouilles dont leurs marais abondent ;
que le Hottentot glousse comme l'autruche ; et
pour ce qui est du Patagon, il semble imiter la
mer dans ses mugissemens.

Les termes les mieux choisis dont nous puissions nous servir, pour établir nos relations avec
nos semblables, ne sont qu'une expression fidèle
des accidens physiques qui nous affectent avec
plus ou moins d'énergie. L'homme imite par la
parole tout ce qu'il touche, tout ce qu'il voit, tout
ce qu'il entend ; il est contraint d'en agir ainsi
par la puissance des analogies qui le frappent :
sa langue est donc le tableau de ses impressions,
le miroir de ses pensées ; et chaque mot qu'il
profère se trouve en rapport avec la sensation
qu'il veut peindre et communiquer.

Pour les animaux comme pour l'homme, imiter, c'est apprendre. C'est en effet une observation des naturalistes que le nid des oiseaux, par exemple, est moins artistement confectionné à la première ponte que dans les pontes suivantes. Ceci s'applique à tous les animaux qui sont susceptibles d'une sorte de perfectibilité dans les actes relatifs à la conservation de leur espèce. Il est impossible de révoquer en doute un semblable fait, pour peu qu'on veuille l'observer.

L'imitation est tellement un des phénomènes caractéristiques de l'homme, qu'elle est chez lui un mouvement machinal avant d'être un mouvement réfléchi. Il semble que la Providence, pour mieux nous diriger par ses intentions bienfaisantes, ait voulu que cet acte fût d'abord presque involontaire. Les enfans sont spécialement portés à l'imitation, parce que la mobilité est de l'essence de leur âme, et que, comme l'a dit un penseur ingénieux, ils trouvent plus commode d'agir d'après un modèle que d'après eux-mêmes. Nous ajouterons que la faculté dont il s'agit est celle qui se développe le plus vite dans tous les êtres organisés ; elle est manifestement un des premiers produits de leur instinct ; ils en usent aussitôt qu'ils ont acquis l'usage de leurs sens. Par l'imitation, l'enfant s'approprie tout ce qu'il observe dans les mœurs et les habitudes de ses semblables, comme il s'approprie les rayons sonores, comme il s'approprie les rayons lumineux, etc.

Ainsi donc la moitié de la vie de l'homme se passe, en quelque sorte, dans l'exercice de cette faculté imitative, à l'aide de laquelle il dirige avec plus ou moins de succès ses facultés intellectuelles et physiques. Il est même des philosophes qui l'envisagent comme un véritable sens moral, puisque c'est par elle que nous nous approprions tout ce qui est avantageux à notre nature; mais cette faculté, qui se montre si énergique dans la première période de notre existence, s'affaiblit ensuite à mesure que nous avançons vers l'âge mûr, en sorte qu'elle ne serait plus d'aucune utilité pour nous, si nous arrivions au monde avec tous les attributs de la perfection.

Il est remarquable que la faculté d'imitation ne s'exerce point d'espèce à espèce, mais d'individu à individu. Qu'on élève un tigre avec du lait sans le concours de la mère, il sera féroce quand son accroissement sera complet. Un canard ne saurait, dans aucun cas, s'approprier par l'imitation les facultés instinctives d'une poule. Jamais l'alouette ne chantera comme le rossignol, quand elle l'écouterait pendant des siècles. Un animal quelconque ne peut pas plus dévier de sa nature que l'arbre ne peut changer de fruits; il doit invariablement persévérer dans le mode de son existence primitive. Les castors de nos jours ne diffèrent en aucune manière des castors d'autrefois. S'il s'opère des changemens dans les mœurs des animaux, c'est lorsqu'ils se trouvent sous le joug de l'homme; mais ils ne tardent pas à reprendre le genre de vie qui leur est propre dès qu'ils retournent à l'état sauvage.

Le penchant à l'imitation est si naturel à tous les animaux, qu'il devient la règle de presque toutes leurs actions, qu'on le retrouve dans toutes leurs habitudes. Quand plusieurs oiseaux sont perchés sur les branches d'un arbre, il suffit que l'un d'eux s'envole pour que les autres suivent au même instant son exemple. Dans d'autres circonstances, on s'aperçoit qu'ils se réunissent pour s'instruire réciproquement et s'exciter tour à tour à chanter. Les coqs et les agamis ont un cri particulier qu'ils répètent les uns d'après les autres, et à l'aide duquel ils se répondent. On dirait que l'instinct d'imitation est pour eux aussi impérieux que l'instinct de conservation.

Mais c'est particulièrement dans l'espèce humaine qu'il faut considérer toute l'étendue de la

faculté imitatrice. Si un homme obtient une prééminence marquée dans la théorie des sciences
ou dans celle des arts, on cherche toujours à désigner son modèle; on le compare avec quelqu'un
de ceux qui l'ont précédé dans la carrière de la
vie. La foule des humains est comme entraînée
par le torrent de l'imitation. Je puis donc redire
avec fondement que cette force est la reine du
monde, et qu'il n'appartient qu'à un petit nombre
d'hommes de pouvoir s'en affranchir.

Tous les arts qui font le charme de la vie doivent le jour au besoin de l'imitation. L'homme a
chanté dès les premiers temps de la création; il a
également manifesté pour la poésie un penchant
pour ainsi dire natif. Ce phénomène provient de
ce qu'il est naturellement porté à l'imitation par
une loi primitive de ses organes. La danse est
une imitation non moins naturelle des sons par
les pas. On voit les enfans sauter en mesure dès
qu'ils écoutent un instrument de musique. Qu'est
le succès d'un orateur qui entraîne toute une
assemblée? c'est un triomphe fondé sur l'instinct
de l'imitation; les applaudissemens sont l'indice
de cet assentiment imitatif de l'attendrissement,
de la joie et de l'admiration qu'il excite.

Dans les arts, le don d'imiter suppose une faculté première, qui est celle de conserver plus ou moins long-temps dans notre mémoire les modifications particulières qu'impriment à l'âme les objets continuels de notre attention; ce don suppose pareillement le pouvoir de reproduire avec vérité toutes ces modifications dans le même ordre qu'elles ont été saisies par notre intelligence, avec les mêmes formes, avec les mêmes dimensions, avec les mêmes couleurs qu'elles présentaient quand elles sont tombées sous nos sens. Mais il est des individus qui ont plus que d'autres le talent de garder ou de rendre les impressions reçues, et ce talent doit être considéré comme une faveur spéciale de la nature.

Nous sommes particulièrement avides des émotions artificielles que les peintres provoquent en nous. À la vérité, les passions qui ne sont qu'imitées agissent plus faiblement sur notre âme que les passions véritables; mais leur impression n'en est que plus douce et plus satisfaisante. La catastrophe la plus cruelle, lorsqu'elle est simulée par l'art, ne fait qu'effleurer notre système sensible, tandis qu'elle nous déchirerait, si nous pouvions en être les spectateurs ou les témoins. Les malheurs représentés nous causent même une sorte de volupté; c'est ce qui fait que les sensations artificielles sont si recherchées : car personne ne vou-

drait voir réellement tout ce qu'on imite avec tant
d'habileté dans les drames ou dans les romans.

Le goût de l'homme pour l'imitation se retrouve
jusque dans ces tableaux dont il recouvre les
lambris de sa demeure, et où se trouvent souvent
retracés les événemens les plus mémorables qui
puissent intéresser son âme ; dans ces arts gra-
phiques qui répètent ce que le pinceau a imité ;
dans ces portraits qui font revivre ses ancètres
avec une sorte de bonheur pour ses souvenirs;
dans ces couleurs dont l'illusion toute-puissante
reproduit autour de lui toutes les richesses de la
nature champêtre. Ce talent de fixer ainsi sur la
toile des physionomies vivantes, ou autres objets
qui se présentent souvent à nos yeux, tient certainement au plaisir naturel que nous procure le
spectacle des choses imitées avec plus ou moins
de perfection.

Le même esprit nous dirige dans tous les arts
conservateurs de la vie ; et si nous creusions bien
avant dans leur histoire, nous pourrions démontrer qu'ils reconnaissent tous la même origine.
Je ne sais quel auteur a dit que l'architecture,
qui dans ces temps modernes s'est élevée à des
conceptions si vastes, n'avait été, dans sa première application, qu'un art purement imitatif.

Il a suffi à l'homme inculte et sauvage, remarque le même écrivain, de voir deux arbres touffus unir leur feuillage en forme de berceau, pour qu'il ait eu l'idée de se construire une cabane; cette idée, fécondée par les progrès de l'esprit humain, a produit les maisons, les temples et nos plus majestueux édifices.

La nature a attaché un vif plaisir à tous les actes imitatifs, afin que personne ne pût s'y soustraire. Les spectacles, qui forment nos principales distractions dans les grandes villes, ne sont que des scènes d'imitation plus ou moins pathétiques; ils consistent ordinairement dans la représentation des caractères les plus intéressans de la vie humaine. Nous voulons que le passé revienne nous charmer avec toutes les illusions qui l'embellissent. Nous plaçons devant tous les yeux jusqu'à la physionomie des personnages les plus anciens, et nous les proposons comme le type de la perfection idéale.

Enfin l'homme semble ne venir au monde que pour imiter l'homme. La langue de l'enfant ne se délie que pour reproduire les sons qu'il entend proférer; on fait même souvent des tentatives pour corriger les inflexions vicieuses que sa voix a pu contracter lorsqu'il a été plus ou moins long-temps livré à une influence étrangère. Rien n'est donc plus important que de diriger par de bons exemples les premières habitudes de la vie. L'usage où l'on est d'imposer des noms célèbres aux nouveau-nés n'a eu d'autre but, dans son institution primitive, que d'offrir des modèles pour le penchant à l'imitation, et quelquefois le nom dont on a fait choix influe heureusement sur notre destinée.

La loi de l'imitation perd néanmoins de sa puissance à mesure que l'on avance dans la carrière de la vie; elle n'est jamais plus active qu'avant le développement complet de nos facultés physiques et morales; elle n'a presque plus d'influence sur les vieillards. De là vient qu'ils adoptent avec tant de peine les opinions nouvelles; de là vient qu'ils tiennent avec une opiniâtreté très remarquable à leurs anciennes coutumes; c'est presque un symptôme de décrépitude que de n'avoir plus le goût de l'imitation.

Il est digne d'observation que, dans les différentes époques de la vie, nous cherchons toujours à imiter ce qui est relatif à la nature de nos besoins les plus pressans. Ainsi, dans l'adolescence et la jeunesse, nos actes les plus habituels ont pour objet de plaire et de charmer c'est l'âge où l'on met le plus de recherche dans les vêtemens, dans les parures, etc. Pendant la durée de l'âge mûr, la faculté imitatrice se dirige spécialement vers les pensées et les opinions.

Nous remarquons même que chaque siècle se caractérise par une tendance naturelle de tous les esprits vers les mêmes objets. Toutes les têtes humaines se remplissent d'idées analogues; toutes ont la même propension. Au temps actuel, il ne s'agit que de politique; dans le siècle qui vient de nous précéder, il n'était question que de philosophie. Dans les premières époques de la révolution de France, les hommes n'avaient que des passions exhalantes; ils se parlaient à voix haute et déployée; la franchise était l'âme de toutes les réunions. Plus tard, lorsque la terreur vint à s'appesantir sur tous les citoyens, on ne s'entretenait qu'à voix basse, on ne proférait que des demi-mots; on portait dans les conversations autant d'astuce que de prévoyance; on calculait toutes les expressions.

Il est des peuples chez lesquels la faculté imitatrice est en quelque sorte stationnaire. Tels sont les Turcs et les Persans, dont les habitudes sont immuables; tels sont les Chinois, qui se dirigent constamment d'après les mêmes coutumes. Depuis plus de quatre mille ans cette nation marche d'un pas uniforme ; aucune opinion ne s'élève au-dessus des autres ; toutes les pensées sont pour ainsi dire de niveau : il semble voir des castors qui mettent toujours une industrie égale dans la construction de leurs demeures.

Malgré leur goût pour le repos et l'indépendance, les sauvages imitent ; ils s'accommodent surtout très bien de ceux de nos arts qui sont relatifs à leurs besoins et à leur conservation ; mais ils rejettent toutes nos superfluités, parce qu'ils ne conçoivent pas comment elles peuvent contribuer à notre bonheur. L'un d'eux riait aux éclats en voyant un Européen se servir d'une fourchette à ses repas ; mais il était rempli d'admiration pour une hache de fer, parce qu'il la trouvait beaucoup plus commode que les cailloux pour couper les arbres. Il en était ainsi pour tous les objets qui lui paraissaient utiles.

J'en ai dit assez, je pense, pour démontrer que l'instinct d'imitation n'est pas seulement un des plus puissans mobiles de notre organisation physique, mais qu'il faut en outre le considérer comme un principe de sociabilité et de morale. Pourquoi le plus utile de nos penchans, celui qui façonne l'homme pour le bonheur, se trouvet-il à chaque instant perverti par le vice de nos mœurs et par celui de nos institutions! Pourquoi l'homme s'est-il volontairement détourné des routes primitives que la nature lui a tracées! De nos jours, il est survenu un tel bouleversement dans les esprits, que la civilisation en a été ébranlée. Nul n'a l'espoir de jouir de la tranquillité de ses pères; il faut qu'il vive et meure au sein des calamités sociales; le danger de l'imitation le menace dès le berceau; on étouffe en lui des vertus innées pour y substituer le vice, qui est une plante étrangère au cœur humain. Sur quels tristes modèles se forment donc nos idées et nos passions? Qu'est devenu ce temps où nos premières inclinations se rectifiaient par le seul exemple des vertus paternelles? Dans ce siècle de fer, il faut, ce me semble, être né parfait pour se préserver du gouffre où nous entraînent de toutes parts tant de doctrines avilissantes.

CHAPITRE PREMIER.

DE L'ÉMULATION.

L'ÉMULATION est une affection innée qui nous détermine à imiter les actions de nos semblables, de manière à les égaler, souvent même à les surpasser dans les diverses carrières qu'ils sont appelés à parcourir. Cette affection tient à un état d'énergie du système sensible, qui éclate principalement à l'époque de notre vie où nos facultés se perfectionnent.

L'émulation dérive de cet attribut natif du système nerveux qui le rend apte à s'approprier tout ce qui tend à améliorer la condition humaine ; c'est la loi imitatrice mise en action. Cette passion élève et multiplie les forces de l'âme ; c'est par cette passion que l'homme grandit, pour ainsi dire, à l'aspect de celui qu'il s'est proposé pour modèle.

Le sentiment de l'émulation est un des phénomènes les plus intéressans de l'économie animée ;

c'est par ce phénomène que le corps social se maintient avec tous ses avantages. L'émulation entre donc en première ligne dans le plan que suit la nature pour le perfectionnement des êtres vivans. Non seulement elle éloigne l'ennui, qui est le plus grand fléau de l'homme sociable, mais elle ajoute à la somme des momens heureux que nous pouvons goûter sur la terre.

Le premier mouvement de l'homme qui entre dans la vie est d'imiter l'homme qui lui ressemble, de l'égaler dans ses efforts, de le surpasser même dans ce qu'il entreprend, de diriger ses actions d'après ce qu'il voit faire autour de lui, d'apprendre à exécuter les mêmes choses, de chercher les mêmes résultats, etc. L'exemple influe à chaque instant sur sa destinée physique et morale.

Il serait facile de prouver que tout ce qu'il y a de grand et de beau dans cet univers doit son origine à cette passion généreuse qui est partout inhérente à la nature humaine. Sans l'émulation, où en seraient les arts? où en seraient les sciences? où en serait la civilisation?

C'est surtout dans le spectacle d'une ville maritime ou commerçante qu'il faut voir le tableau

de cette noble passion de notre âme. Les habitans
y affluent : tous s'y meuvent et s'y agitent à la
fois. Mille fabriques s'ouvrent, mille ateliers sont
en train ; le marteau, l'enclume font retentir les
rues et les carrefours ; chaque bras est en action,
chaque industrie a son emploi. L'émulation est
partout, partout elle éveille le courage, partout
elle anime le travail. Les hommes se pressent sur
les places publiques : on entend un murmure
sourd produit par les dialogues qui s'établissent
de toutes parts entre les négocians et les consom-
mateurs. De nombreux chariots obstruent les
passages ; les serviteurs suivent leurs maîtres, le
dos chargé d'énormes paquets. Il en est qui viennent des bords de la mer avec les épiceries et
autres marchandises récemment arrivées de l'Inde.
Les étrangers se rassemblent et s'abordent en sou-
riant dans les lieux où les plus riches étoffes se
trouvent étalées avec art. Le laboureur propose
ses denrées ; le berger conduit ses troupeaux, dont
il ne cesse de vanter la laine et les produits. On
s'appelle, on s'entretient des acquisitions, on se
questionne sur le prix des grains. Les vendeurs
calculent ce qui leur revient ; on conclut les mar-
chés, on scelle les promesses, on dispose les en-
vois. Les conventions les plus importantes s'effectuent souvent à table, au milieu de la joie
qu'inspire un banquet où le vin n'exalte le cer-

veau que pour resserrer les liens d'affection et de bienveillance mutuelle. Enfin la nuit vient obscurcir les airs ; toutes les relations s'interrompent. On se salue, on se sépare, et l'on s'ajourne au lendemain.

Le sentiment de l'émulation n'est point uniquement réparti à l'homme ; il influe d'une manière manifeste sur tous les êtres vivants. Il suffit de suivre de l'œil deux vigoureux coursiers qu'on aura lancés dans la carrière : l'un ne peut hâter le pas sans que l'autre ne s'apprête à le surpasser ; le simple bruit d'un char fait qu'il redouble d'effort. Mais voulez-vous voir en d'autres lieux tout ce que peut l'émulation sur une grande masse d'individus ? contemplez jusque dans l'intérieur de leur ruche cette multitude d'abeilles industrieuses et nourricières ; c'est un atelier des mieux ordonnés : chacune d'elles y remplit sa tâche avec ardeur. Chaque ouvrière a sans doute reçu son éducation pour le métier particulier qu'elle exerce ; car toutes n'ont pas le même emploi : on en voit qui choisissent uniquement les matériaux, tandis que d'autres s'appliquent à les mettre en œuvre. Le léger bruissement qui se fait entendre est l'indice de l'ardeur qui les anime. La mère-abeille peuple elle-même la petite république à laquelle il faut qu'elle commande ; elle est constamment obéie. Survient-il quelque trouble, elle rétablit l'ordre par sa présence ! Ne dirait-on pas que ces admirables insectes ont employé le compas de la géométrie dans la construction de leurs alvéoles ? Pour ce qui est des abeilles ouvrières, elles sont des modèles de diligence et d'habileté ; elles s'excitent mutuellement au travail, sans que la moindre dissension intérieure vienne suspendre leur besogne. Seulement, on en voit quelquefois qui se disputent un nid construit depuis l'année précédente, et auquel il n'y a que quelques réparations à faire ; car ces animaux ont aussi le sentiment de la propriété. D'ailleurs, quelle subordination, quel ensemble, quelle entente dans les efforts ! comme tout concourt à un but commun ! Il y a réellement un esprit de corps dans tous les membres de cette petite république. Chaque abeille ne fait que ce qu'elle doit faire. L'émulation est partout ; l'envie n'est nulle part.

Quelques philosophes ont prétendu sans fondement que l'émulation n'était qu'un diminutif de l'envie, une envie modérée, etc. ; mais l'émulation est un sentiment fier et délicat, qui n'a rien de commun avec cette passion honteuse, tourment continuel de celui qui l'éprouve ; c'est un stimulant pour la paresse, maladie familière au système humain ; elle n'est mise en jeu que par de nobles besoins; elle est l'apanage des grands hommes. Les trophées de Miltiade, disait Thémistocle, ne me laissent aucun repos.

Il importe que l'émulation soit alimentée par un avenir; les poètes nous la représentent comme une divinité assise sur un char traîné par le désir et par l'espérance; elle a les yeux constamment fixés sur des palmes que l'œil entrevoit sans peine au travers d'un nuage lointain. Il est si peu d'hommes qui aiment la nature pour elle-même, qu'ils se découragent s'ils ne voient point, au-delà du terme qu'ils veulent atteindre, les honneurs et toutes les récompenses que la gloire destine à de longs efforts.

L'émulation est donc constamment entretenue par l'incertitude de notre sort futur, dont nous nous occupons sans cesse. L'homme passe toute sa vie à désirer une situation meilleure que celle où il se trouve; on dirait qu'il lui tarde d'arriver au terme assigné pour la durée de son existence. Nous voudrions à chaque instant, dit un penseur célèbre, supprimer l'espace qui nous sépare de ce que nous souhaitons.

C'est encore un des caractères distinctifs de l'homme ici-bas de n'exister jamais heureusement, s'il a démérité de ses semblables ; et l'émulation est encore ici l'indice infaillible de son penchant à la sociabilité ; c'est même en vertu de ce penchant qu'il fait servir le burin de l'histoire à l'entretien le plus utile de nos sentimens. Nous prenons un vif plaisir à retracer les mœurs antiques pour les opposer aux modernes. Nous exhumons les exemples les plus glorieux pour les offrir perpétuellement à l'imitation des contemporains.

L'émulation est l'âme des empires ; elle donne à la fois la puissance, la richesse, le rang, etc. : elle produit nos plus vifs plaisirs. On s'étonne de trouver à chaque peuple une physionomie particulière, un langage qui lui est propre, etc. C'est le résultat de cette passion, qui s'exerce sans relâche sur des individus soumis aux mêmes influences, placés dans le même lieu. Le monde n'est qu'un assemblage d'êtres vivans qui s'animent par le sentiment d'une émulation réciproque. Les hommes qui nous précèdent, ou avec lesquels nous vivons journellement, ne sont pas seulement nos modèles ; ils sont, en quelque sorte, nos précepteurs.

Ainsi donc, tout se régit, tout se gouverne ici-bas par ce sentiment inappréciable, qui n'est que le développement d'un instinct primitif. C'est à l'aide de ce sentiment que l'homme agrandit par son travail ce qu'il a découvert par son génie; que les arts, les métiers, les professions, s'enchaînent et se coordonnent pour la prospérité générale des nations; c'est par l'effet de cette impulsion salutaire que les esprits se dégagent de la routine et des habitudes défectueuses, qu'ils s'excitent, s'égalent ou se surpassent dans les routes de l'industrie et de la science.

Ce sentiment généreux, ce besoin insurmontable de l'approbation d'autrui, qui met en jeu les forces de l'âme en les dirigeant vers un but glorieux, se développe d'une manière pour ainsi dire spontanée dans le cœur de l'homme. Une statue, une inscription, un monument, suffisent quelquefois pour provoquer toute notre ardeur et faire circuler dans notre sang une chaleur nouvelle. C'est au milieu des ruines de Pompeia, c'est dans les souterrains d'Herculanum, c'est sur la tombe de Pline, que Buffon alluma les premières étincelles de son génie créateur; et jadis, pour exciter leur verve naissante, les jeunes artistes de la Grèce allaient visiter les vestiges du temple de Phidias.

Rien n'est propre à remuer un grand cœur,

rien n'alimente les généreuses pensées comme le souvenir d'une action glorieuse. Parlez à un jeune guerrier des exploits de ses aïeux ; la fièvre va circuler dans ses veines ; vos récits vont enflammer son courage. Crillon, à la fleur de ses ans, s'apprête à voler au combat ; son vieux père lui montre du doigt les nombreux portraits de ses ancêtres ; il le conjure par ce qu'il a de plus cher au monde de ne pas démentir son antique race ; l'impression profonde que laisse dans son âme cette noble et généreuse prière le rend désormais invincible.

Il faut bien que l'émulation ait ses racines dans la nature de l'homme, puisqu'elle figure dans toutes les institutions sociales, puisque dans tous les temps nous avons fait, des spectacles qui l'entretiennent, un des plus grands plaisirs de notre esprit. L'antiquité n'a jamais eu de jeux plus solennels que ceux qui tendaient à raviver le feu sacré de cette passion valeureuse. Les Grecs surtout avaient établi dans leurs villes des concours mémorables pour tous les avantages qui se rapportent à la vie extérieure, et l'on voyait jusqu'à des peuples barbares se disputer entre eux le prix de la force. On enivrait d'éloges les triomphateurs.

Mais l'émulation est une flamme qui s'éteint

dans l'isolement et la solitude. Les esprits qu'elle subjugue ont besoin de se mesurer, de s'essayer sur le même terrain, de s'alimenter de leurs travaux mutuels; il faut aux talens des talens qui les jugent; et tout dégénère dans un empire, quand le mérite cesse d'avoir de justes appréciateurs. Les lettres et les arts forment une arène que les souverains doivent animer. Malheur au prince qui donnerait des entraves au génie, ou qui empêcherait la marche d'une invention! Les rois ont un grand intérêt aux progrès des lumières; leur gloire s'enrichit des succès qu'ils inspirent.

LA

SERVANTE MARIE.

AVERTISSEMENT.

LA servante Marie dont il est ici question ne fut connue qu'un instant à Rome, et par le succès que je vais raconter. Elle mourut à l'âge de vingt-six ans, d'épuisement et d'excès de travail, plusieurs années avant la révolution de France. Elle a trop peu vécu pour les arts, pour que son nom soit resté dans la mémoire des hommes. Sa gloire fut aussi courte que son bonheur. Les talens précoces disparaissent bientôt de la scène du monde. Il semble qu'il soit de la nature du génie de tomber rapidement quand il s'est élevé trop vite.

Nous avons vu à Paris un vieillard qui avait eu occasion de connaître cette intéressante personne, et qui la louait singulière-

ment pour les dispositions heureuses qu'elle manifestait. Il prétendait que, si sa carrière avait été plus longue, elle aurait donné à la sculpture un modèle de plus. Il est certain que son talent s'était développé avec une promptitude inconcevable.

A l'époque où Marie vivait, Corona flo rissait à Rome, où il excellait par de grands succès dans la pratique de la médecine. Ce docteur, comme je le raconte, était fort érudit et avait des connaissances très approfondies dans tous les genres de littérature et de philosophie. On le comparait à une encyclopédie vivante, qu'il suffisait d'interroger pour se dispenser de recourir aux bibliothéques. Les sculpteurs, les peintres, le consultaient souvent sur le mérite de leurs ouvrages. Partout on lui témoignait la plus entière confiance. C'est Corona qui favorisa particulièrement la vocation de Marie, et qui concourut à lui faire apprendre l'art du dessin, aussi-bien que celui de la sculpture. On peut dire à la louange de ce savant si recommandable, qu'il n'apercevait jamais un véritable talent sans qu'il employât tous ses efforts pour le faire éclore.

Corona était d'autant plus utile aux artistes de son temps, qu'il leur apprenait de quelle importance est l'étude des sciences physiques pour le perfectionnement de leurs compositions. C'est à tort, leur disait-il, qu'on se contente d'enseigner l'anatomie aux peintres et aux sculpteurs ; c'est surtout la physiologie qu'il conviendrait de leur apprendre. Il faudrait leur montrer la vie en action, ainsi que tous les signes caractéristiques de la nature animée. La physiologie nous met dans la confidence des lois de la création; c'est son type immortel qu'elle nous révèle. Deux arts qui ont pour but de nous charmer doivent s'élever par l'étude jusqu'à la source de nos plaisirs.

Les moyens d'instruction étaient d'ailleurs

très multipliés à l'époque dont je parle ; c'était le temps où l'art de la conversation était en grande vogue parmi les artistes et les gens de lettres, où la manie des comparaisons et des parallèles avait gagné tous les esprits. On disputait à Rome sur la peinture comme on disputait à Paris sur la musique à l'occasion de Gluck et de Piccini. On répétait de toutes parts que Michel-Ange avait agrandi Raphaël, et que Raphaël avait embelli Michel-Ange. Il est certain que les hommes supérieurs s'inspirent réciproquement, quand le hasard les rend contemporains, et qu'ils se trouvent placés sur le même théâtre ; il semble qu'ils se transmettent tour à tour la lumière qu'ils ont reçue du ciel.

Les succès de Marie rappellent ceux de *Claude Gélée, dit* le Lorrain ; *il n'avait été, dans l'origine, que le simple domestique de quelques artistes flamands qui allaient étudier à Rome ; placé ensuite chez un peintre de quelque distinction, pour broyer ses cou-*

leurs, il n'en devint pas moins le premier paysagiste de son siècle. Le Giotto n'était d'abord qu'un petit pâtre que Cimabué rencontra dessinant un de ses moutons.

Nous sommes en quelque sorte pétris avec certaines déterminations, et il réside en nous une divinité qui donne des directions à notre volonté aussi-bien qu'à notre intelligence. Je me plais à citer ici l'exemple d'un de nos artistes les plus distingués, M. Gayrard, qui, lorsqu'il était encore enfant, dépourvu de maître et de tout secours, dans un pays agreste, où les arts sont presque ignorés, s'amusait déjà à modeler les têtes qui s'offraient à son observation, avec la première argile qu'il rencontrait. Un jour il eut recours à la neige, qui, habilement façonnée par ses jeunes mains, se convertit en une statue dont les effets furent généralement admirés.

Je n'ai pas cru devoir désigner ici le célèbre artiste chez lequel la servante Marie avait reçu les premières impulsions de son talent; mais trop de personnes l'ont connu, pour qu'on ne le devine pas. Après la mort de cette jeune personne, on trouva chez elle une multitude de sujets et d'esquisses qui prouvaient combien son génie était fécond et méditatif. Elle avait, disait Corona, une manière de concevoir la sculpture qui l'aurait conduite à de grands succès. Toutefois sa vie a été si courte, qu'il faut moins la juger d'après ce qu'elle a fait que d'après ce qu'elle promettait.

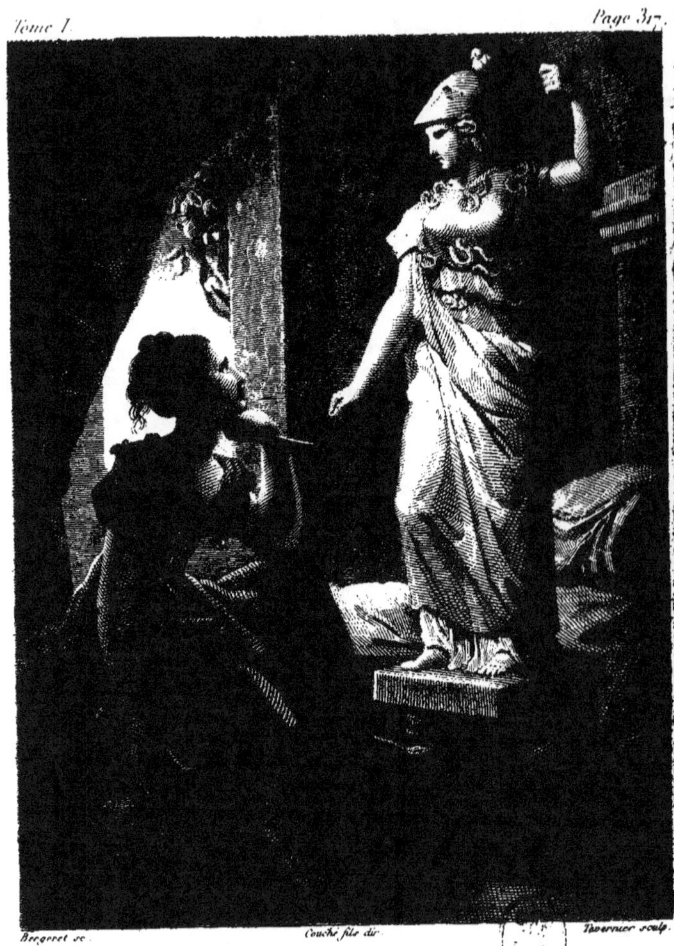

Bergeret sc.

Couché fils dir.

Tavernier sculp.

La Servante de Marie.

LA

SERVANTE MARIE.

ANECDOTE DU DOCTEUR CORONA.

(*Fig.* III.)

Il est des esprits que l'émulation enflamme
d'une manière pour ainsi dire spontanée.
Il est des âmes privilégiées qui, dans les
situations les plus défavorables, jettent néanmoins les plus grandes lueurs et arrivent aux
succès les plus extraordinaires ; témoin cette
pauvre servante dont le docteur Corona nous
apprit un jour l'intéressante histoire.

Ce docteur, qui n'existe plus, était lui-
même un savant très recommandable. Il avait
été malheureux par l'effet de quelques évé-

nemens politiques, et obligé de quitter l'Italie, lieu de sa naissance. Il vint se réfugier à Paris, où l'on sut apprécier son mérite et les talens qui le distinguaient dans l'exercice de sa profession.

Corona était surtout remarquable par le piquant de ses anecdotes, et par la vaste érudition qu'il avait acquise. Sur quelque sujet qu'on l'interrogeât, sa mémoire imperturbable le servait si bien, qu'il enchantait ses auditeurs. Or, voici ce qu'il nous racontait un soir que nous nous étions rendus chez lui pour jouir du charme inépuisable de son entretien.

L'un des plus fameux sculpteurs de Rome avait une servante qui portait le nom de *Marie.* Cette personne, née dans une chétive chaumière, de parens pauvres et obscurs, se faisait néanmoins remarquer par l'élégance de ses manières et la dignité de son maintien. Représentez-vous une jeune villageoise,

d'une physionomie plus piquante que belle,
d'une vivacité extraordinaire dans le regard,
modeste pourtant, ardente à s'instruire,
n'oubliant rien de ce qu'elle entendait, va-
quant avec célérité aux travaux domestiques
pour se livrer ensuite à des occupations plus
dignes d'elle, toujours pensive et passant
avec promptitude du silence de la rêverie aux
explosions de l'enthousiasme, inaccessible
d'ailleurs à toutes les faiblesses de coquetterie
et de vanité, vous aurez une idée véritable de
cette femme étonnante, dont le nom était fait
pour être historique. On assure que c'est en
écoutant à la dérobée les grands hommes qui
venaient le soir converser avec son maître
qu'elle s'était initiée dans les mystères de l'art.

Ce qu'il y a de merveilleux dans son histoire, c'est que l'amour de la renommée vint
s'emparer d'elle dans le rang le plus bas de la
condition humaine. Elle commença d'abord
par concevoir la plus vive admiration pour
les ouvrages de l'homme célèbre qu'elle ser-

vait; mais bientôt elle fut tourmentée du désir d'être un jour applaudie par celui qu'elle regardait comme un objet de culte et de vénération. Voici le stratagème auquel elle eut recours. Elle confia son projet à un très habile artiste qui fréquentait la maison de son maître; elle le supplia de lui donner furtivement des leçons dans les courts intervalles que lui laissaient ses occupations domestiques.

Le docteur Corona, dont j'ai parlé plus haut, fut initié dans cet important secret, et dès-lors il se déclara son Mécène. Ce savant philanthrope voulut même contribuer aux frais d'un enseignement qui est aussi long que dispendieux. De son côté, la diligente Marie ne négligea rien pour mettre à profit les services que lui rendaient ses deux bienfaiteurs. Jamais elle ne se départit de cette émulation passionnée qui la subjuguait entièrement, et dont il lui eût été impossible de ralentir les effets. Son activité ne connut plus de relâche. Une impulsion inconnue semblait diriger toutes ses facultés vers le but honorable qu'elle voulait atteindre.

Marie avait une de ces imaginations puissantes où toute la nature vient en quelque sorte se réfléchir. On était singulièrement surpris de rencontrer des qualités aussi éminentes chez une personne qui n'avait reçu aucune instruction première. Elle disait elle-même que son existence ne datait que du jour où elle s'était livrée à l'étude de la sculpture. Jamais on ne la trouvait dans l'inaction. Le désir de réussir était pour elle comme une idée fixe; venait-elle à se refroidir, elle courait au Vatican, où ses inspirations recommençaient.

On la rencontrait souvent dans les églises de Rome, cherchant à deviner les hautes pensées des grands artistes par la contemplation de leurs chefs-d'œuvre. Elle passait des heures entières au pied des statues an-

tiques, et ce que les autres voient froidement excitait en elle les émotions les plus
profondes.

La servante Marie étudiait la sculpture, non comme un art, mais comme une
science. Elle n'était plus la même depuis
qu'elle avait quitté les champs pour venir
habiter la terre classique du génie. Toutes
les vérités se fécondaient à mesure qu'elles
pénétraient dans son âme pleine d'espérance.

Il n'y a que des esprits stériles qui puissent
contempler froidement les ruines de Rome.
Tout est solennel dans cette ville inspira-
trice ; tout y agrandit l'âme par les plus
nobles et les plus touchans souvenirs. Ces
colonnes, ces obélisques, ces mausolées,
ces sarcophages, rien n'est muet pour
l'artiste observateur ; et de la tombe de
tant d'illustres morts il sort comme des
flammes qui viennent électriser les vivans.

La volonté est le don le plus précieux du génie ; on peut même dire qu'elle est le garant du succès. Marie triompha de tous les obstacles dans l'étude d'un art qui paraissait incompatible avec la faiblesse de son sexe ; mais elle était mue par la plus énergique des puissances morales, celle de l'enthousiasme.

On a calomnié jadis cette personne estimable. On a prétendu que le sentiment de l'amour avait particulièrement influé sur les efforts incroyables qu'elle fit pour obtenir un triomphe public et mériter l'approbation de son maître ; mais Marie était dominée par de plus nobles inspirations. Il y a d'ailleurs dans l'étude des beaux-arts quelque chose de religieux qui épure l'âme et la dégage de toute affection terrestre. Marie était inaccessible aux passions vulgaires, et c'est dans le sein de la vertu qu'elle avait puisé toute l'ardeur qui devait immortaliser son avenir.

Il en est des vérités que l'on dérobe comme de celles qu'on va chercher et conquérir, pour ainsi dire, dans des pays très éloignés ; elles se gravent irrévocablement dans la mémoire. La servante Marie, qui écoutait à toutes les portes, entendait son maître disserter avec ses disciples sur la valeur de l'expression morale dans les arts d'imitation ; et comme elle recherchait avidement toutes les impressions qui pouvaient faire arriver son âme à de grands résultats, elle ne perdait pas une seule parole.

Un jour qu'on célébrait un banquet, à l'occasion de la fête de son maître, il s'éleva une contestation sérieuse parmi les convives au sujet de la prééminence de la sculpture sur la peinture. Marie, qui servait à table, assista par conséquent à cette intéressante discussion, ce qui ne contribua pas peu à l'instruire. Son âme s'électrisa surtout quand on parla en sa présence du pouvoir de l'étude et des qualités suprèmes qui distinguaient les talens opposés de Michel-Ange et de Raphaël.

On a dit que le génie n'était qu'une plus ou moins grande aptitude à la patience. Marie avait une persévérance peu commune dans ce qu'elle entreprenait, et toutes les heures qu'elle pouvait dérober à ses occupations étaient employées à la composition de ce bel ouvrage qui devait étonner tous les connaisseurs. Enfin, après deux années d'un travail caché, mais opiniâtre, Marie mit au jour une statue de Minerve qu'on crut animée d'un souffle divin. Cette production n'avait pas tout ce que l'art peut donner, mais tout ce que l'âme communique, tout ce qu'il y a de plus expressif dans le monde idéal, toute la majesté de la vie céleste.

Quelques jours après, les juges se rassemblèrent pour décerner la palme ; une foule impatiente de voir distribuer les couronnes, remplissait les salles du Musée. On ne parlait de toutes parts que des ouvrages soumis à la censure du public, de la nature et de l'importance des sujets, ainsi que des faits historiques qu'on avait reproduits. Ce qu'il y a de plus intéressant dans cette anecdote, c'est que le maître de Marie présidait ce mémorable jury. Tous les suffrages se réunirent pour cette statue de Minerve, qui avait été secrètement envoyée au concours, et qui décelait le germe du talent le plus remarquable; mais personne n'eut garde de soupçonner qu'elle pût être le résultat des efforts d'une femme.

Sur ces entrefaites, Marie, sous le voile de l'*incognito*, avec le modeste habit qu'elle portait dans son humble condition, avait pénétré jusque dans la galerie où son chef-d'œuvre était exposé aux regards des curieux. Étonnée d'elle-même, ivre de gloire et de bonheur, elle savourait à longs traits les éloges que l'on prodiguait à son travail. Pas une critique ne vint troubler son triomphe. Tous les spectateurs étaient charmés : on pardonne d'ailleurs au talent qui se cache.

Ajoutons que Marie éprouva une jouissance bien plus douce, lorsque, étant de retour dans la maison de son maître, elle l'entendit, en présence de ses amis, parler avec tant de prédilection de la statue couronnée. Ce dernier s'égarait en vaines conjectures sur le véritable auteur de cette œuvre anonyme. Il l'attribuait à un jeune artiste qui donnait les plus heureuses espérances, et qui avait craint sans doute de se faire connaître.

Mais l'admiration qu'on inspire produit souvent une agitation nerveuse à laquelle on ne résiste pas. Marie ne put entendre ce concert de louanges sans être émue jusqu'aux larmes; et c'est ainsi que son secret fut divulgué. Elle se jeta aux pieds de son maître, qui la releva avec bonté, et qui étant loin de se douter qu'elle eût jamais fait la moindre étude des beaux-arts, demeura quelque temps

immobile de surprise et d'attendrissement.
Il lui adressa plusieurs questions, et voulut
savoir comment, au milieu des occupations
vulgaires auxquelles sa vie se trouvait con-
damnée, elle avait pu s'élever si haut dans
un art qui exige tant de persévérance et
d'aussi profondes méditations. Marie répondit
avec candeur, et révéla aussitôt toutes les circonstances de son stratagème. Son maître la
complimenta ensuite sur le succès extraordinaire qu'elle venait d'obtenir, en lui déclarant
qu'elle était digne d'une meilleure condition,
et qu'il renonçait désormais aux soins domestiques qu'elle lui rendait. Il voulut même
concourir de tous ses moyens au complément
de son instruction, et lui assigna pour lieu de
ses travaux son propre atelier. Marie, confuse, n'avait plus de paroles pour exprimer
ce qui se passait dans son âme. La joie de
Corinne, lorsqu'elle fut conduite au Capitole,
n'était pas plus vive que la sienne.

Jamais concours académique n'avait produit une impression plus générale et plus agréable. Dans les premières sociétés de Rome, on ne s'entretenait que de la servante Marie. Les plus grands personnages briguaient la faveur de lui parler, et de rendre hommage à son talent. Les poètes chantaient des vers à sa louange, et les allusions fréquentes dont elle ne tarda pas à être l'objet sur les divers théâtres de l'Italie, étaient applaudies avec transport.

Mais, par la plus déplorable des catastrophes, Marie ne jouit pas long-temps des avantages que venait de lui procurer un si beau triomphe. Elle ne brilla qu'un instant, et s'éteignit comme un météore. Excédée par le travail et par ses pénibles veilles, elle fut frappée d'une maladie de consomption, et peu de temps après on la vit succomber à toutes les fatigues qu'elle s'était données.

Le savant docteur Corona, qui avait pris une part si active à ses succès, lui prodigua tous les secours dans cette malheureuse conjoncture ; mais il ne put parvenir à écarter la mort de ce cœur noble et pur qui n'avait palpité que pour la gloire ; et bientôt les lauriers de Marie furent couverts d'un crêpe funèbre.

Tous ceux qui avaient connu cette intéressante personne la pleurèrent amèrement. Corona nous racontait cette histoire pour nous montrer ce que peut l'ascendant de l'exemple sur un grand talent. C'est donc une disposition innée que cette ardeur pour les beaux-arts, que cette fièvre de l'imitation qui nous subjugue pendant la veille, qui nous agite pendant les rêves de notre sommeil, et qui nous fait viser à l'excellence par l'impulsion même de nos facultés. Le génie est un don du ciel ; mais c'est l'émulation, ce sont les influences extérieures qui le fertilisent.

CHAPITRE II.

DE L'ENVIE.

L'ENVIE est une affliction honteuse que nous cherchons soigneusement à dissimuler, parce qu'elle nous dégrade et nous humilie à nos propres yeux; c'est une réaction tacite de notre amour-propre contre une supériorité quelconque qui tend à nous subjuguer. Celui qui est certain de ses avantages se laisse rarement approcher par cette passion malheureuse; il surmonte l'orgueil d'autrui par un orgueil plus grand.

L'envie est communément le partage de la faiblesse; elle dérive presque toujours de l'impuissance où nous sommes d'égaler ceux qui sont l'objet constant de notre imitation; elle est le résultat du chagrin que nous cause le bien qui leur arrive, ainsi que du déplaisir que nous ressentons à la vue des qualités plus ou moins éminentes dont la nature a doué nos rivaux. Cette passion qui est une sorte d'émulation dépravée, quoique inhérente à notre constitution morale,

semble n'avoir aucun but utile dans la destination
de l'homme, puisqu'elle n'ajoute rien ni à ses
forces, ni à ses moyens de conservation.

Il n'est point de passion qui se rapporte plus
directement à la personnalité; car elle consiste à
convoiter avec plus ou moins d'ardeur les biens
dont nos semblables sont pourvus. L'envie est,
en effet, un désir désordonné des avantages que la
nature départit à d'autres; or, cette mauvaise disposition de notre âme, où nous conduit notre
égoïsme, devient préjudiciable à notre bonheur,
puisqu'elle entretient un trouble continuel dans
le système de notre organisation morale; toute
passion est d'ailleurs condamnable, quand elle
imprime des directions vicieuses à la volonté,
quand elle tend à priver nos semblables de l'exercice de leurs droits, et de la tranquille possession de leurs attributs les plus légitimes.

Quelle déplorable passion que celle qui ne s'al-
lume dans le cœur de l'homme que pour contester au génie ses inventions, au talent ses travaux,
à la vertu ses bienfaits; qui cache ou désavoue
tous ses subterfuges, qui recèle ses plus odieuses
manœuvres sous le masque imposteur d'une bienveillance simulée! Qu'il est à plaindre celui qui
remplit volontairement ses jours de peines et d'a-

mertume, qui s'abreuve lui-même aux sources impures de l'affreux venin que sa bouche distille, qui se consume lentement au feu des rayons qu'il veut éteindre !

L'envie est certainement un des plus tristes fléaux de notre condition terrestre ; c'est le côté le plus hideux de la misère humaine. Il faut des couleurs sombres pour peindre les travers qu'elle inspire ; mais c'est sur un grand théâtre qu'il faut particulièrement étudier ses sinistres effets. Racontez à un homme tous les succès de son rival ; vous verrez aussitôt l'envie s'échapper de son âme ; sa physionomie va vous révéler les inquiétudes qui le dévorent ; son visage pâlira ; il ne pourra dissimuler son affliction et son dépit ; il cherchera ensuite à affaiblir votre enthousiasme, et un serrement de cœur, dont il ne sera pas le maître, le portera à réclamer contre les éloges que vous prodiguez à tout autre qu'à lui.

Les envieux sortent rarement de l'obscurité : l'éclat des prospérités les offusque ; c'est dans les ténèbres de la nuit qu'ils font tout servir à l'affreux sentiment qui les agite ; ils n'attaquent jamais de front ; leur marche est basse, rampante, furtive, ténébreuse ; et c'est par les voies les plus détournées que leurs traits venimeux arrivent au sein de leurs concurrens.

Il y a quelque chose de brutal et d'insensé dans les mouvemens de l'envie. Quelle inconséquence de la part des humains! vainement la fortune les a comblés de ses dons; ils n'en sont pas moins enclins à désirer des biens qu'ils savent n'avoir pas mérités, et qui sont légitimement échus à leurs semblables. Combien d'hommes consument leur existence en se desséchant par les succès d'autrui! Quelle affreuse passion que celle qui empoisonne tout le commerce de la vie, et qui corrompt jusqu'aux fruits de la gloire!

Cette passion est douloureuse et constamment fatale à celui qui l'éprouve. On a comparé les envieux à ces esclaves que les vainqueurs attachaient jadis à leur char de triomphe; ils font en quelque sorte l'office d'auxiliaires auprès d'une grande renommée. S'ils éprouvent quelques jouissances, elles ne sont jamais complètes comme peuvent être celles de la vengeance. J'ai rencontré tel individu qui avait usé sa rage et ses dents sur la statue de nos grands hommes; rien de plus misérable que sa condition! J'ai vu la vieillesse d'un littérateur qui avait passé sa longue vie à distiller le fiel de la satire;

à la fin de sa carrière, il se jugeait lui-même profondément malheureux. Il me rappelait cet athlète
envieux qui fut écrasé par le poids de la statue
de Théagène qu'il venait d'outrager. Que sont
devenus tant de critiques jaloux qui insultaient
à la gloire de nos plus illustres écrivains? Leur fureur s'est évaporée en imprécations impuissantes;
ils s'imaginaient se rendre fameux en poursui-
vant le char d'une renommée étrangère; ils n'ont
laissé pour héritage qu'un nom chargé de la haine
publique et d'une honteuse immortalité.

Rien ne profite à l'envieux; il n'a point une
minute de tranquillité sur la terre; sa maladie le
ronge. Tant qu'il vit, il est au supplice; il a beau
faire des vœux, tous les malheurs qu'il souhaite
n'arrivent pas pour lui donner quelques instans
d'une joie barbare; il a beau s'épuiser en expé-
diens, il ne saurait éteindre le soleil qui le blesse;
il est d'autant plus malheureux, qu'il est contraint
de souffrir sans aucune espérance.

Dans la chaîne des sentimens moraux, l'envie
et la haine semblent se lier par des rapports ma-
nifestes. Toutefois le premier de ces sentimens
est un résultat spécial de la sociabilité, et convient
plutôt à l'homme qu'aux animaux. En effet, ces
derniers se déclarent souvent des guerres inter-

minables par le simple motif de leur conservation personnelle ; mais nul d'entre eux n'élève
des prétentions relativement à des avantages dont
il a plu à la nature de le priver ; chacun suit sa
pente, et jouit paisiblement des attributs qui lui
sont départis. Le cheval n'ambitionne rien de ce
qui appartient au lion. Jamais les oiseaux ne s'en-
vient réciproquement la beauté du plumage ou
la suprématie du chant.

Chez l'homme, le sentiment de la haine peut
se fonder sur des raisons légitimes ; telle est, par
exemple, celle que voue aux méchans le plus
honnête de nos misanthropes : mais l'envie est un
sentiment toujours injuste, puisqu'il se dirige
constamment contre le mérite ou la vertu ; son
inconvénient le plus funeste est de décourager
l'âme, et d'arrêter souvent les plus nobles destinées du génie. Quel est l'homme qui voudrait recommencer sa carrière, s'il pouvait apercevoir
devant lui toute la somme des dégoûts dont il
doit nécessairement s'abreuver avant d'atteindre
l'objet de ses vœux ?

L'envie a une affinité bien plus remarquable
avec l'ambition, puisque celle-ci dérive pareillement de l'instinct imitatif, que j'ai déjà signalé
comme une des lois primordiales de l'économie

des êtres vivans. On pourrait même dire que
l'envie n'est qu'une ambition impuissante. Elle
a surtout ceci de commun avec cette passion,
c'est qu'elle ne s'exerce guère qu'entre gens qui se
trouvent sur un même terrain, qui suivent la
même route, qui sont agités des mêmes désirs, qui
aspirent aux mêmes avantages. Il est rare, en
effet, qu'un grand géomètre envie les lauriers du
poète ou du musicien, dont il fait en général très
peu de cas. Il est même probable que méchans
par nature, les envieux ne diraient rien contre la
vertu, si la gloire ne la suivait pas.

J'ai déjà représenté l'envie comme une passion
vile et infamante; je dois ajouter que ceux qui
l'éprouvent trouvent presque toujours leur punition dans le sentiment d'horreur qu'ils inspirent à leurs semblables. Plutarque raconte que
les Athéniens prirent dans une telle aversion les
hommes pervers qui avaient causé la mort de
Socrate par leurs basses calomnies, qu'ils dédai-
gnaient même de leur parler et de leur répondre;
qu'ils refusaient de les assister du feu et des autres
choses nécessaires à la vie. Ils ordonnaient aux
esclaves de porter bien loin l'eau dont ils avaient
usé; ils ne voulaient avoir rien de commun avec
eux. Qu'arriva-t-il? presque tous ces misérables
se donnèrent la mort, ne pouvant supporter

plus long-temps le poids de l'animadversion publique.

Malgré la honte qui s'attache aux pas des envieux, c'est chose affligeante de voir comment leur théorie se perfectionne pour faire tomber une renommée, pour amoindrir un succès, pour discréditer une invention. On dirait qu'ils suivent l'esprit du siècle ; comme ils voient que le ridicule agit trop faiblement à leur gré, ils ont recours à tout ce que la calomnie a de plus acéré et de plus poignant. Sitôt qu'un grand génie paraît sur la scène du monde, tous se liguent et s'organisent comme une armée pour repousser l'admiration qu'il impose. C'est encore une tactique de l'envie d'entraver la marche des hommes supérieurs en préconisant avec excès tous les travaux des hommes médiocres : c'est ainsi qu'on opposait jadis Pradon à Racine.

On se demande ce que deviendrait l'empire des lettres, si l'on pouvait rayer l'envie de la liste des passions humaines, si l'on expulsait du monde cet horrible fléau. Le dirai-je? les lettres n'en iraient pas mieux. Ne blâmons pas la Providence, qui en toutes choses a voulu établir la loi des obstacles. Les esprits de haute portée seraient moins tourmentés sans doute ; mais leur orgueil ne manquerait pas de s'accroître ; d'une autre part, les efforts seraient moindres, et par conséquent les succès plus rares.

Au surplus, le moyen d'affaiblir en nous cette mélancolie consomptive que l'on nomme *envie*, serait d'abord de nous bien pénétrer de l'idée que les biens que nous désirons ne seraient, en aucune manière, avantageux à notre bonheur; qu'ils sont plus appropriés à la situation des autres. L'homme ne serait jamais envieux, s'il n'avait que des désirs modérés et convenables à sa nature. Le ciel vous a assigné un rang dans le monde; pourquoi prétendre monter plus haut? pourquoi violer les lois harmoniques de la dépendance?

Qu'y a-t-il donc tant à envier quand il s'agit de la nature et de la condition de l'homme? Est-ce un rang, une faveur, une dignité, une vaine richesse? Pour moi, disait un ancien, je ne vois rien qui soit digne d'être convoité sur la terre, que les éminentes vertus dont l'homme social se décore. Envions plutôt à nos pareils l'impassibilité contre les offenses, le courage dans les revers, la modestie dans les grandeurs, la patience dans l'infortune.

Voulez-vous être à l'abri des traits de l'envie?

cultivez la science avec un cœur simple, et non pour ce vain bruit qu'on nomme la gloire. Si vous regardez autour de vous, vous n'arriverez jamais au terme de vos désirs. Soyez dans la vie comme dans le cercle des jeux olympiques; marchez au but, et méprisez tous les vains discours. Si vous allez vous égarer dans les défenses, dans les preuves, dans les justifications, que de temps perdu pour vos succès! L'envie, qui est toujours à terre, peut bien tenir compte de vos chutes; mais elle ne saurait atteindre le vol du génie qui s'élève sans le secours des autres, et trouve un refuge dans les cieux.

CHAPITRE III.

DE L'AMBITION.

L'AMBITION est le désir plus ou moins violent de devancer ceux qui parcourent la même carrière que nous, et qui sont par conséquent l'objet primitif de notre imitation. C'est une passion active, turbulente, absolue, qui nous conduit avec plus ou moins de rapidité vers le but que nous voulons atteindre. On désigne quelquefois sous ce titre la noble émulation de quelques esprits privilégiés qui veulent arriver aux places les plus éminentes de l'ordre social.

Le même instinct qui produit l'émulation et l'envie, donne manifestement naissance à l'ambition et au cortége qui la suit. C'est toujours en se comparant aux autres, que l'homme cherche à améliorer, à agrandir, à rehausser son existence. Il n'est pas difficile de concevoir qu'un tel sentiment est le premier ressort de notre civilisation morale, et qu'il dérive surtout de l'intérêt que nous attachons à notre conservation et à notre bonheur.

C'est le propre de l'homme d'apporter à chaque instant des perfections nouvelles dans ses édifices, dans ses vêtemens, dans ses consommations ; il aime naturellement à conquérir tout ce qui annonce aux autres sa puissance physique ou sa prééminence intellectuelle ; il aime surtout à voir ses semblables saluer son orgueil ou payer un tribut d'admiration aux qualités particulières qui le distinguent : il est commandé par ce noble désir, au point de mourir s'il ne le satisfait. Le sauvage lui-même, à mesure qu'il avance dans la civilisation, perfectionne sa massue, sa hache et ses outils. Il fait des innovations dans son carbet ; il ajoute à ses vêtemens, à son tatouage ; il cherche de nouvelles plumes pour s'embellir ; il choisit mieux les coquilles dont il use pour ajouter quelques ornemens à sa toilette. Il introduit une sorte de raffinement jusque dans la manière dont il prépare le poisson ou le gibier dont il veut faire sa nourriture.

Mais comme cette passion est toujours empreinte d'égoïsme, elle est sans mesure comme sans limites. Jetez les yeux sur les grandes capitales du monde ; observez les agitations des hommes qui les habitent ; voyez ces princes, ces généraux, ces magistrats, ces grands institués par l'orgueil et par la puissance, ces beaux génies avides de gloire et de renommée ; examinez comme ils luttent, comme ils se heurtent réciproquement sur la route escarpée qu'ils entreprennent de parcourir. Il semble voir des vaisseaux qui s'entre-choquent sur une mer agitée, et qui s'écrasent de leurs mutuels débris. L'ambitieux n'est donc qu'un être qui recueille des inquiétudes, qui assemble des regrets autour d'une existence fragile, qui se tourmente pour arriver avec plus ou moins de bruit à la mort.

L'ambitieux est comme l'aliéné : en proie aux furies qui le poursuivent, il ne se connaît plus ; il flotte péniblement entre des songes et des chimères. Victime d'une activité que tout irrite et que rien ne lasse, il est constamment essoufflé et haletant ; on dirait qu'il escalade une montagne. Le sommeil n'approche jamais de ses paupières, et tous les autres hommes lui paraissent endormis.

Les saisons ne changent point aux regards de l'ambitieux : il n'assiste à aucune scène riante de la nature ; les charmes du printemps lui sont inconnus, aussi-bien que ceux de la philosophie. Les mets les plus délicieux de nos tables sont pour lui sans saveur comme sans attrait ; les vins les plus exquis glissent dans son palais sans qu'il les goûte ou les apprécie ; il prend ses repas à la hâte, d'un air distrait autant que rêveur. Que lui font les succès d'un fils ou l'amour d'une épouse qui lui a voué toute son existence ? il ne lui faut des relations que pour aplanir les obstacles qui peuvent retarder sa marche. L'espérance produit sur lui un effet tout différent que sur les autres mortels ; loin de dilater son cœur, elle le tourmente par les palpitations les plus douloureuses. L'ambitieux voudrait accélérer tous les momens de la vie ; il voudrait donner aux siècles la vitesse des heures. Il porte la crainte dans ses entrailles. Nul n'est plus que lui en butte aux perplexités de l'impatience.

C'est au désir inné de surpasser nos semblables que nous devons ce goût invincible qui nous domine pour les affaires publiques. Un vieillard d'Athènes était pénétré de douleur et se lamentait sans cesse, parce qu'il avait reçu de la nature un organe trop faible pour se faire entendre dans les assemblées, ce qui l'empêchait d'arriver aux magistratures et aux emplois. Il est digne d'observation que rien ne peut dégoûter l'ambitieux de se placer au timon des affaires. On a beau lui montrer la triste perspective de la prison, du bannissement, de l'ostracisme ; il n'en est pas moins avide des faveurs populaires. Il a beau savoir qu'une sédition peut entraîner la perte de ceux qui commandent; ne croyez pas qu'il s'en mette à l'abri : il suffit d'intéresser sa vanité par l'attrait d'une vaine gloire, pour qu'il s'abandonne à tous les hasards, pour qu'il s'apprête à braver toutes les disgrâces. Hélas! l'histoire des temps qui nous ont précédés n'est d'aucun profit pour notre avenir, puisqu'elle nous inspire si rarement la modération et la vertu !

L'ambition portée au plus haut degré est la démence de l'âge mûr ; c'est une frénésie qui ne connaît ni assoupissement ni relâche, et qui se termine par la mort comme la fureur des maniaques. Cette passion souffle toutes les tempêtes dans le cœur de l'homme ; et c'est surtout à ses vastes projets que la fortune est infidèle. Comme elle s'allie rarement avec la prudence, elle dépasse toujours le but qu'elle se propose. Ses pieds dédaignent vainement la terre ; ses chutes n'en sont que plus fréquentes : l'orgueil peut élever un ambitieux ; mais la vanité le précipite.

C'est une idée singulière de l'homme de vouloir perpétuer son nom par un marbre, par une pierre, par un livre, par une médaille, par une inscription : comme si toutes ces choses n'étaient pas la proie du temps, comme si les siècles ne se dévoraient point entre eux. Vous célébrez votre gloire par une chanson ; mais la langue qui vous chante sera un jour une langue morte. Toutes les traditions se perdent. Nous vivons dans un monde où rien ne demeure. Peuples insensés, égorgez-vous maintenant pour illustrer un fameux capitaine !

Voulez-vous guérir de l'ambition ? voyez comme les renommées s'éclipsent dans ce vaste univers ! le temps détruit tout et ne reconstruit rien de ce qui a existé. D'innombrables villes sont dans le tombeau ; que de rois sont descendus du faîte de la gloire et de la puissance ! Les statues remplacent les statues. Regardez la Grèce déserte : dans cette terre où dorment tant de héros, il ne reste pas une seule pierre des monumens qu'ils avaient élevés. D'autres mœurs, d'autres goûts, d'autres penchans ont changé la face de cette fameuse contrée. Le torrent des siècles a tout emporté. Quelques urnes funéraires sont à peine aperçues par celui qui fouille la terre pour y rencontrer un peu d'or.

Quelle que soit notre habileté, nous trouvons toujours des vainqueurs dans ceux qui nous succèdent ici-bas. Les modernes insultent à leurs devanciers. Les noms les plus illustres se perdent au milieu des flots des générations dont se couvre le sol que nous avons foulé : les grands hommes sont oubliés par ceux mêmes qu'ils ont comblés de bienfaits. La plupart n'ont qu'un peu de marbre pour consoler leur mémoire ; les années redisent leurs actions à d'autres années. Enfin ce vain bruit s'arrête ; on n'entend plus rien : d'autres réputations, d'autres événemens viennent s'emparer de l'attention publique.

L'ambition est comme toutes les passions honteuses, elle ne s'avance souvent que par des détours ; ainsi que l'envie, qui entre pour quelque chose dans sa composition, elle ne se repose jamais ; l'homme prodigue sa vie pour la satisfaire. Malheur à celui chez lequel la marche de cette passion toujours agissante se trouve tout à coup arrêtée par des obstacles invincibles ! Il s'opère alors un reflux intérieur aussi nuisible au système physique qu'au système moral. Dès que l'homme ne peut plus s'agrandir, il retombe sur lui-même. De là vient qu'on dit très vulgairement qu'une ambition *rentrée* est une maladie mortelle.

On ne saurait donc rétrécir soudainement le cercle des idées habituelles d'un individu placé sur un grand théâtre, sans compromettre son existence future ; et la plupart des hommes d'état disgraciés languissent sous le poids d'une oisiveté plus accablante que la maladie elle-même. La précaution que prennent les souverains de dédommager les serviteurs dont ils ne veulent plus par des titres honorifiques ou autres récompenses qui flattent la vanité, est, en conséquence, parfaitement conçue; car, je le répète, sitôt que l'ambitieux est contraint de se restreindre dans la sphère de ses relations habituelles, la fièvre consomptive s'empare de ses sens; il meurt consumé de peines et d'ennuis.

Notre âme a horreur de l'inertie : elle ne subsiste en quelque sorte que par les émotions qu'elle se procure. Faites descendre un homme des honneurs où il est monté; profitez même d'un de ses momens d'humeur ou de fatigue pour le soustraire au tumulte ou à l'agitation, il viendra un jour où il regrettera jusqu'aux embarras qui avaient tant troublé sa première existence. Quels êtres plus malheureux que les gens en place, lorsque la nécessité les force à effectuer leur retraite! Les vieillards surtout éprouvent les plus vifs regrets, et se croient toujours aptes aux emplois qu'ils ont pu remplir dans l'âge du talent et de la vigueur.

L'ambition n'admet aucun dédommagement pour les sacrifices qu'on lui impose. Les hommes qui ont rempli des postes éminens supportent difficilement le fardeau de la vie privée. Le bonheur domestique entretenu par la richesse ne compense jamais la perte d'un rang ou d'une dignité, etc. Après la transition terrible de la grandeur à une condition avilie, après une disgrâce éclatante, l'homme cherche vainement un asile dans la solitude : l'ennui l'y attend pour le dévorer.

Tant que notre système sensible conserve son énergie et son intégrité, tant que nous ne sommes pas flétris par cette apathie et par cette insouciance de l'âme qui est la véritable mélancolie, nous voulons être l'objet des regards et de l'approbation de nos semblables; et comme l'amour-propre survit à toutes les autres passions, les glaces de la vieillesse ne sauraient comprimer les symptômes d'une ambition mécontente et qui nous accompagne jusqu'à notre dernière heure.

Il n'est, sans contredit, aucune passion désordonnée qui ne traîne à sa suite les maux physiques les plus graves; mais les physiologistes remarquent depuis long-temps que la plupart de ceux qui s'abandonnent à l'ambition meurent souvent victimes de quelque commotion apoplectique. S'il en est qui survivent à leur infortune, on les voit traîner une existence chancelante, et n'offrir aux regards de la pitié que des membres flétris ou des visages défigurés. L'homme est absolument effacé par cette maladie terrible, qui a pris son origine au milieu des abus de la civilisation ; qui éclate inopinément comme la foudre et ressemble à une punition du ciel.

Smith, ce me semble, n'a point connu les vraies sources de l'ambition, dont tous les phénomènes s'expliquent naturellement par la théorie de l'instinct d'imitation, et non par celle de la sympathie. Il est certain qu'il existe dans la constitution morale de l'homme une faculté qui le porte sans cesse à se faire grand. Cette faculté lui est tellement inhérente, que, lorsqu'un individu destiné à influer sur la prospérité du corps social arrive au plus haut degré d'élévation, les autres cherchent à se rehausser sous son regard protecteur, et à se rapprocher de lui, comme pour atteindre à quelque rayon de sa gloire.

Ceux qui prétendent que les souhaits et les entreprises de l'ambition dérivent de l'amour du plaisir ne sont pas mieux fondés. On remarque au contraire que les hommes maîtrisés par un sentiment aussi impérieux sont d'un caractère grave et austère, qu'ils ont presque toujours une aversion décidée pour toutes les jouissances de la vie. Ne suffit-il pas de dire que nous venons au monde avec le désir insurmontable de la prééminence sur nos semblables? désir qui dérive manifestement de notre penchant primitif à l'imitation. Cette passion est donc un bien dans le système général du monde civilisé; quand elle se tient dans de justes limites, elle coordonne nos destinées sur la terre, et tend à les améliorer.

C'est par la force morale que l'ambition se développe. Ce sentiment ne serait point aussi condamnable, si, pour arriver à ses fins, il ne s'alliait jamais qu'à des penchans honnêtes; si chacun de nous suivait ici-bas la route qui lui est tracée par son génie ou par son caractère; mais les choses ne se passent point ainsi, et, chez les hommes même les plus dignes des faveurs de la renommée, l'ambition ne se satisfait souvent que par des ruines particulières. C'est au milieu des larmes, c'est dans des flots de sang que s'élève le monument de ses triomphes.

S'élever, ramper, s'enorgueillir, s'humilier, menacer, flatter, espérer, se décourager, troubler sa vie par mille craintes, la dessécher par d'inutiles désirs, perdre le temps en vaines poursuites, s'épuiser en efforts, louer les hommes en face, les calomnier dans l'ombre, prostituer son épée, vendre sa conscience, se prosterner devant la bassesse, boire à longs traits l'ignominie, se morfondre à la porte des grands, s'accommoder à tous les caprices, tourner à tous les vents, adopter successivement toutes les maximes, se glisser dans toutes les avenues, prendre la vertu pour masque et le crime pour échelon, allumer des haines, semer des soupçons, faire naître des défiances, ourdir des trames, tendre des embûches, voilà les rôles, voilà les métamorphoses de l'ambition.

Il n'est sans doute point de remède pour apaiser une soif que rien ne tempère et que tout augmente. Dans le beau climat de la Grèce, lorsqu'autrefois un infortuné se trouvait en proie à cette passion dévorante, les prêtres d'Esculape lui prescrivaient d'aller visiter les ruines du mont Ossa. Son ardeur se calmait en contemplant les gouffres épouvantables où furent précipités les Titans. Il écoutait le vain bruit des vagues du Pénée qui s'élancent avec fracas dans les airs et viennent mourir au pied des rochers. Il ne tardait pas à se convaincre qu'il faut remplir avec calme sa destinée, et que les jouissances inquiètes de la gloire sont loin de valoir le pur bonheur que goûte le sage dans une parfaite sécurité.

LE

FOU AMBITIEUX,

OU

HISTOIRE D'ANSELME,

DIT DIOGÈNE.

AVERTISSEMENT.

J'AI extrait cette anecdote d'un recueil d'ob-
servations que j'ai rédigées autrefois sous la
direction du célèbre professeur Pinel, pendant que je suivais ses doctes leçons, et qu'il
se livrait avec tant d'ardeur aux recherches
les plus intéressantes sur l'aliénation mentale.

Cette époque est, sans contredit, une
des plus remarquables pour la médecine
d'observation. On se rappellera toujours
avec quelle constance il s'appliquait à ce
genre d'étude. Personne, avant lui, n'avait
montré plus de sagacité pour classer les
maladies mentales et en étudier séparément les phénomènes. La police qu'il avait
établie dans les deux hospices de Bicêtre et

de la Salpétrière, qu'il a successivement dirigés, est un monument de sagesse et de per-
spicacité. Il possédait si bien la confiance des
aliénés, qu'il suffisait souvent de sa présence pour calmer les plus furieux.

M. Pinel n'a jamais cherché à faire valoir
ses traitemens; car, comme il le dit lui-même
dans son profond ouvrage sur la manie :
« L'homme instruit a bien mieux à faire que
de vanter ses cures. » Il y a néanmoins une
foule de choses qu'on ignore, et qu'il faudrait
révéler pour sa gloire, puisqu'elles ne sont
consignées nulle part. Rien, par exemple,
n'est plus mémorable que le jour où cet habile professeur, accompagné de plusieurs de
ses élèves, parmi lesquels je me trouvais, se
rendit à l'hospice de Bicêtre, où il simula
une assemblée de juges, dans une salle ten-
due de noir et préparée tout exprès, pour y
absoudre un individu nommé Alause, lequel

était devenu fou par ambition. Son idée fixe était de se croire condamné au supplice de la guillotine, à l'occasion d'un crime d'état qu'il assurait avoir commis. Ce prétendu crime était d'avoir écrit un pamphlet contre la tyrannie de certains députés qui dominaient alors dans la Convention. La terreur qu'éprouvait cet infortuné était si violente, qu'il ne voulait presque plus manger ni boire, et qu'il se tenait constamment couché dans sa loge.

Pour assurer la réussite du traitement moral qu'il voulait opérer, M. Pinel rédigea lui-même, avec autant d'adresse que d'habileté, une sorte de procédure. Revêtu d'un costume de magistrat, pour mieux en imposer au prévenu, il eut l'air de provoquer ce singulier jugement. Deux étudians composèrent des plaidoyers, et firent l'office d'avocat pour et contre celui qui se disait irrévocable-

ment condamné à mort. De part et d'autre
on épuisa tous les moyens d'accusation et de
défense. Alause flottait entre la crainte et
l'espoir. Ces deux sentimens contraires lui
procuraient des émotions indicibles. Les juges
se mirent ensuite à délibérer, et durant ce
temps, le prétendu coupable fut transféré
dans une chambre particulière; c'est là que
des personnes officieuses vinrent aussitôt
l'environner, pour lui alléguer tous les motifs
qu'il avait de s'attendre à un meilleur sort.
Enfin, Alause fut déclaré absous.

Cette ruse savante, cet appareil si ingénieusement arrangé, réussirent au-delà
de toute espérance pendant plusieurs jours.
Alause avait repris le fil de ses idées,
et remerciait avec joie son libérateur. Malheureusement quelques personnes mal-in-
tentionnées furent assez cruelles pour le
dissuader et l'arracher à une illusion sa-

lutaire. Il retomba dans ses divagations, et quelque temps après il mourut misérablement.

Je passe maintenant à Anselme, qui est l'objet de l'observation que l'on va lire. Cet autre individu se trouvait alors parmi les fous de Bicêtre, et il était un objet de curiosité pour beaucoup de gens qui venaient visiter la maison. Un des successeurs de M. Pinel, M. le docteur Lanefranque, lui donnait des soins particuliers; mais il ne se flattait pas de le guérir, parce que les folies qui proviennent de l'ambition résistent à toutes les méthodes curatives.

Néanmoins, par une fatalité singulière, ces sortes de folies sont celles qui se manifestent avec le plus de fréquence. C'est la remarque de Van Helmont; c'est celle de tous les observateurs. Dans presque toutes les aliénations de l'esprit, l'orgueil ou la

vanité se montrent comme le symptóme
prédominant. Il est rare en effet de trouver un insensé qui ne se croie supérieur
aux autres humains par les qualités qu'il
s'attribue, par les avantages qu'il se donne ;
son exaltation le rend enclin à trop présumer de ses forces, de ses talens, de son
courage ou de sa valeur.

C'est presque toujours l'ambition trompée
qui aliène la raison des hommes civilisés. Il
n'y a que les médecins qui peuvent s'apercevoir des maux sans nombre qu'elle détermine,
parce qu'ils fréquentent les maisons destinées
à recevoir les victimes des événemens. L'espèce
humaine est tellement dominée par le besoin du pouvoir, que dans tous les boule-
versemens politiques, les hôpitaux où l'on
traite les fous sont encombrés. C'est ce que
l'on remarquait surtout en France et en An-
gleterre, quand ces nations étaient livrées au

déchirement des partis. Mais ce n'est pas seulement l'ambition des rangs qui trouble les têtes, c'est aussi celle des richesses. Du temps du fameux système de Law, la folie gagna tous les négocians; et de nos jours, il n'est point d'entreprise en finances qui ne dérange la cervelle d'une foule de spéculateurs, quand leurs combinaisons se trouvent déconcertées.

Anselme, dont il est ici question, avait l'ambition de la science; il avait égaré son esprit par la fréquentation trop assidue des bibliothéques publiques. Il s'y présentait quelquefois avec des habits déchirés et une grande besace sur le dos; de là vient que les étudians lui avaient conservé le nom de Diogène, qu'il s'était d'abord donné lui-même. Comme on ne cessait de le tourner en ridicule, et que son apparition dans les rues de Paris causait souvent du désordre, le gouvernement le fit enfermer à l'hospice de Bicêtre, où ses bizarreries maniaques ne finirent qu'avec lui.

Anselme appartenait à une famille pauvre, mais très honorable ; c'est ce qui m'a déterminé à taire son véritable nom. Je place ici son histoire, parce qu'elle se rattache à celle de l'ambition. Les idées fixes ne sont d'ailleurs que des sentimens exaltés, et il y a plus de rapport qu'on ne pense entre un homme profondément agité par une passion violente et l'être malheureux qui a perdu la faculté de gouverner son âme, qui n'a plus la direction de sa volonté, et ne saurait par conséquent apprécier les suites ni l'importance de ses actions.

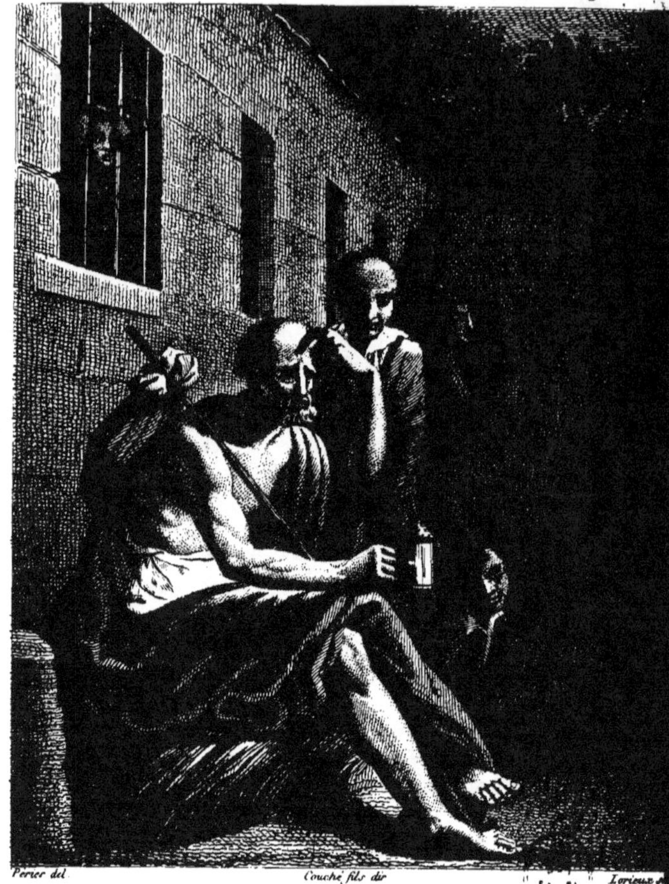

Le fou ambitieux à l'Hospice de Bicêtre.

LE FOU AMBITIEUX,

OU

HISTOIRE D'ANSELME,

DIT DIOGENE.

(*Fig.* IV.)

———

OBSERVATION RECUEILLIE

PAR LES ÉLÈVES DU PROFESSEUR PINEL.

Parmi les causes sans nombre qui contribuent à égarer la raison humaine, il n'en est aucune qui soit à la fois plus fréquente et plus énergique que l'ambition. Ce que j'avance peut se constater dans tous les établissemens consacrés à la guérison des aliénés : tant il est vrai que cette passion est celle qui tient le plus de place dans le cerveau des mortels, et qu'elle se mêle, pour ainsi dire, à tous les événemens de la vie. Il est dans l'instinct de

l'homme de rêver continuellement la domination et la puissance. Cet attribut, qui le
distingue de la brute, fait qu'il se dirige sans
cesse vers quelque rang plus élevé que celui
de sa condition.

Ce phénomène s'observe principalement
dans les circonstances où de grands intérêts
politiques remuent toutes les âmes. Jamais,
par exemple, la maison de Bicêtre ne renferma autant de fous de ce genre qu'à l'époque
où il ne s'agissait en France que de régénérer
les mœurs et les lois. La plupart de ces insensés s'imaginaient qu'ils étaient devenus
dictateurs; qu'ils commandaient à des armées, et qu'on leur avait confié l'administra-
tion des affaires les plus importantes de l'état.
Celui-ci se disait Spartiate; celui-là citoyen
de Rome. L'un d'entre eux, en proie au plus
bizarre délire, se plaignait amèrement d'a-
voir été oublié dans une proscription à laquelle il appartenait en première ligne ; c'é-
tait un orateur subalterne, sorti de la classe

la plus inférieure de la société. Plus loin, se trouvait un vieillard qui s'était proclamé souverain de trois royaumes. Il attendait plusieurs légions d'hommes armés pour ressaisir sa triple couronne et ramener à la raison tous ces démagogues forcenés. Enfin il y avait un individu qui se donnait comme un empereur de la Chine détrôné. « Vous le voyez, nous disait-il d'une voix larmoyante et plaintive, je n'ai plus de troupes ; ils m'ont ôté jusqu'à mes serviteurs les plus fidèles. »

Les fous ne sympathisent entre eux que lorsqu'ils déraisonnent sur des points analogues ; alors, s'ils se rencontrent, ils se rapprochent et se parlent affectueusement. Dans le cas contraire, chacun vit de son côté ; ils s'éloignent les uns des autres ; et ce qu'il y a de triste pour l'observateur, c'est de voir ces êtres en divagation se tourner en ridicule, se lancer des regards satiriques, s'injurier, se croire exclusivement en possession de la vérité.

Tout, du reste, se passe ici comme dans le monde, seulement avec des traits plus fortement prononcés. Représentez-vous dans un salon une multitude d'instrumens de musique dont on tire au hasard les sons les plus discordans, vous aurez aussitôt l'idée de ces réunions bruyantes d'individus dont la raison a été obscurcie par des causes si nombreuses et si variées.

Au milieu d'eux se trouvait un homme fort singulier dont je me suis promis de donner l'histoire. C'était le nommé Anselme, dit vulgairement *Diogène*, qu'on tenait renfermé depuis plusieurs années, parce qu'il avait parcouru les rues de Paris avec un costume grec, se prétendant chargé d'une mission philosophique pour guérir les hommes de l'ambition. La lecture des ouvrages de l'antiquité avait tellement bouleversé son esprit, qu'il s'arrêtait sur les places publiques, et haranguait avec une sorte d'éloquence toutes les personnes qui se trouvaient sur son passage.

Les insensés excellent dans l'art de rassembler tout ce qui a du rapport avec l'idée
fixe qui les subjugue. C'est ainsi que la plupart d'entre eux manifestent une adresse surprenante à se fabriquer les attributs de la
supériorité et de la puissance, des décora-
tions, des sceptres, des couronnes, et tout
ce qui sert à flatter leur ambition favorite.

Anselme prenait quelquefois pour se vêtir
une simple couverture ; mais il la drapait avec
tant d'habileté sur son corps, qu'on s'imaginait voir en lui un véritable initié des écoles
du Portique ou du Lycée. Pour son compte,
il se donnait comme étant un disciple de Socrate, dont il racontait quelquefois la mort,
de manière à provoquer les larmes de ceux
qui l'écoutaient. Il s'était du reste identifié
avec la doctrine de ce philosophe, dont il
récitait de mémoire les dogmes et les opinions.

Anselme était, comme tous les mélancoliques, très inégal dans son humeur. Tantôt, il parlait à ne jamais se taire; dans d'autres cas, il avait des réticences qui duraient plusieurs jours. On l'a vu passer des mois entiers dans un silence méditatif; mais à peine avait-il desserré les dents, que sa physionomie s'enflammait comme celle des enthousiastes. Ses gestes avaient quelque chose de théâtral et d'animé; sa voix surtout, dont il variait agréablement toutes les inflexions, intéressait singulièrement en sa faveur.

Rien de plus extraordinaire que le discours qu'il tint un jour à deux autres aliénés qui s'imaginaient être devenus rois, et qui parcouraient les cours de Bicêtre en se disputant la prééminence. « Quel feu vous dévore! leur cria-t-il. Examinez comme je me conduis. M'avez-vous jamais vu en colère? J'aurais pu régner aussi-bien que vous; mais je me devais à la philosophie. » Ce qu'il y a de surprenant, c'est que cette courte apostrophe d'un homme en délire suffit pour les apaiser.

Ils le prirent pour un sage dont il fallait respecter les décisions.

Ce qui donnait à Anselme un si grand ascendant sur tous ses compagnons de misère,
c'était l'immensité de son orgueil, qui le rendait indifférent à tout, même aux railleries
qu'on lui adressait. Ses yeux exprimaient
le dédain, jamais l'impatience et la fureur.
Seul parmi tous les autres, il repoussait les
dons qu'on voulait lui faire quand on allait
visiter la maison des fous. J'ai dit plus haut
qu'on avait donné à Anselme le nom de *Diogène*. La vérité est qu'il avait tout l'air de
vouloir imiter ce philosophe par le laconisme
de ses discours, par la liberté de ses jugemens, par le cynisme de ses réponses.

Il était vêtu d'un manteau composé avec
des chiffons de diverses couleurs, et dont
toutes les pièces avaient été successivement
renouvelées. Il marchait sans chaussure au
milieu de la boue, et portait des besaces

remplies de notes manuscrites qu'il disait avoir laborieusement recueillies dans les bibliothéques de la capitale. C'est le propre de beaucoup d'aliénés de déverser en quelque sorte sur le papier les résultats extraordinaires de leurs divagations. On en voit qui écrivent de longues pages sur ce qu'ils pensent, ou plutôt sur ce qu'ils rêvent. J'ajouterai que, lorsque Anselme était dans sa loge, il se tenait immobile sur un mauvais grabat. Il ne ressemblait pas mal à l'un de ces mendians qu'on rencontre en si grand nombre dans la ville de Naples, qui couchent dans des paniers de jonc ou dans les vestibules des maisons.

Malgré l'inconvenance de ses habitudes et la saleté de ses vêtemens, Anselme s'était acquis une certaine réputation depuis son entrée à Bicêtre. Il avait par intervalles des éclairs de raison dont se trouvaient émerveillées toutes les personnes qui avaient occasion de lui parler. Ce qui fait qu'on écoute les fous, c'est qu'ils sont mus par une sorte d'inspiration passionnée, très propre à faire jaillir de leur cerveau des pensées lumineuses ; ce qui n'arrive guère aux gens calmes qui vivent dans le cercle ordinaire des habitudes de la vie.

La tête d'un exalté ressemble à un volcan dont les laves impures recèlent quelquefois des substances précieuses à recueillir. Anselme ne savait rien coordonner de ce qui était le fruit de ses méditations continuelles. Il avait perdu la faculté qui fait apercevoir les objets dans leurs véritables rapports avec notre nature intellectuelle et morale ; mais parfois il frappait d'étonnement les personnes qui l'entouraient, par la finesse de ses aperçus, par la sagesse de ses maximes, par des sentences profondes et inattendues.

Toutefois, dans le plus grand nombre de cas, rien de moins sensé que les discours et la conduite d'Anselme. Il ne parlait jamais que des voyages qu'il avait entrepris pour étudier les mœurs de différens peuples. Il citait à tout propos les Grecs les plus anciens, qu'il disait avoir connus et fréquentés. Il inculpait Carnéade, approuvait Platon, élevait Chrysippe jusqu'aux nues.

Sa grande manie était de se renfermer par intervalles dans sa loge, pour y rédiger des constitutions qu'il disait lui avoir été demandées par tous les souverains de l'univers. Il s'inquiétait de la manière d'approprier ses institutions aux états qu'il voulait servir ou réorganiser. Il avait toujours dans la bouche les noms de Minos et de Lycurgue. « Je refais des lois, disait-il, pour toutes les vieilles monarchies de la terre. »

Continuant ensuite son rôle de philosophe, il prétendait qu'on avait voulu lui conférer les dignités les plus importantes, mais qu'il avait constamment dédaigné les grandeurs politiques. Il se félicitait d'être dégagé de toutes les affaires du monde ; il plaignait sincèrement ceux qui se tourmentent pour acquérir un peu de pouvoir. Pour son compte, il ne goûtait que les charmes attachés à une vie purement contemplative.

Toutefois, ces protestations d'humilité, de modestie, cette abnégation des vanités d'un monde frivole, n'étaient qu'apparentes. « L'amour-propre, dit un auteur moderne, est une espèce de poison, un fluide subtil, dont la source corrompue circule malgré nous de l'une à l'autre de nos actions. » Le jour paraissait à peine, qu'Anselme se levait pour vociférer, et faire retentir son orgueil dans l'intérieur de l'hospice. Il promenait fièrement sa lanterne et cherchait à établir son autorité sur tous les individus qu'il rencontrait. Dans ses disputes de science ou d'opinion, la moindre résistance l'irritait à l'excès ; son arrogance était telle, que les surveillans étaient souvent forcés d'en réprimer les écarts.

Il y avait alors dans l'une des cours de Bicêtre un immense tas de fumier que l'on gardait pour l'entretien de quelques jardins du voisinage. Notre philosophe s'en servait comme d'une montagne pour y établir le siége de ses déclamations, ou plutôt de ses boutades contre le genre humain. Quelques gens de lettres, qui avaient entendu parler des qualités singulières de l'esprit d'Anselme, venaient faire des promenades à Bicêtre. Ils ne cessaient de le harceler par des questions plus ou moins piquantes sur différens points de philosophie. Ils avaient l'air de venir chercher des vérités auprès d'un homme dont la raison était égarée.

Quant à Anselme, il ne manquait jamais de se perdre dans des raisonnemens métaphysiques, puisés dans des livres qu'il avait mal compris ; il repassait dans ses allocutions toutes les questions oiseuses qu'il avait entendu agiter dans les écoles ; mais sa capacité intellectuelle ne pouvait suffire à tous les problèmes qu'il prétendait embrasser.

Anselme s'enflammait en raison du nombre des curieux qui s'étaient rassemblés autour de lui. Il persiflait ses auditeurs sur le prix qu'on attache aux choses humaines, et lui-même ne s'apercevait pas qu'il était le plus ambitieux des mortels ; car il avait toute la vanité que donne la science, et ne parlait jamais que pour être applaudi.

Ainsi donc, dans l'asile même du malheur et de la pauvreté, dans les conditions les plus abjectes de la vie, on trouve encore cette ambition dévorante qui nous fait rechercher les louanges et l'approbation d'autrui. L'étude de la science avait rendu Anselme aussi dédaigneux que superbe ; elle lui avait inspiré le plus profond mépris pour ses semblables. Il croyait avoir atteint toutes les hauteurs de la sagesse, et se prétendait initié dans toutes les merveilles de l'univers, quoiqu'il n'y occupât que la plus chétive place. Il s'étonnait qu'on fît des lois sans son intervention, et qu'il ne fût pas le premier mobile de tous les événemens politiques.

La folie d'Anselme n'était point, comme je l'ai dit, une folie continue. Il y avait des intervalles dans son existence où ses jugemens étaient d'une lucidité extraordinaire. Si notre intelligence souffre des éclipses, s'il est des temps où notre âme s'emplit de nuages, et où l'on dirait qu'un corps s'interpose entre les objets et notre raison, il en est d'autres où l'esprit se débarrasse instantanément de ce qui l'offusque.

L'atmosphère influe sur nos idées comme sur les flots de la mer. Notre âme s'ouvre ou se resserre selon le caprice des élémens. Lorsque Anselme reprenait son état de calme, il disait les choses les plus sensées, souvent même d'une profondeur peu commune. Sa tête présentait alternativement la force et la faiblesse, la lumière et les ténèbres, le jugement le plus exquis et la plus complète déraison.

L'existence d'Anselme était à cette époque un objet de curiosité générale. On en parlait fréquemment dans le monde, et il n'était personne qui ne s'inquiétât de connaître à fond son histoire. On voulait savoir ce qui l'avait conduit à cet état de misère et de dégradation. Beaucoup de gens prétendaient l'avoir connu avant qu'il eût perdu la raison, et chacun racontait avec plus ou moins de détail les anecdotes qui le concernaient. Nous écoutions ces diverses narrations avec autant d'avidité que d'empressement. Voici le sommaire de ce que nous pûmes recueillir à son sujet.

Pendant les deux tiers de sa vie, Anselme se montra comme l'homme le plus laborieux et le plus méritant ; mais il ne fut jamais heureux, parce que l'ambition le poursuivait partout. Ce qu'il y avait de plus bizarre dans sa destinée, c'est qu'il raisonnait à merveille sur les suites funestes de cette passion, sans jamais pouvoir se prémunir contre ses atteintes. Il avouait ses torts, et pourtant il ne savait pas se défendre contre les mouvemens déréglés qui l'agitaient sans relâche. Il disait lui-même que cette frénésie l'avait tourmenté dès sa première enfance, et qu'étant au collége, il se desséchait d'envie toutes les fois que ses compagnons d'étude remportaient un avantage sur lui.

Il ne pouvait lire l'histoire des grands hommes de Plutarque sans être inquiété par une douloureuse impatience. Il ne dormait plus dès qu'on lui parlait des exploits d'un général d'armée ou des succès d'un savant. Le désir de surpasser tous ses concurrens l'exaltait jusqu'à la fureur. Dans le monde et dans les diverses professions qu'il avait embrassées, il se fatiguait sans cesse pour monter plus haut que ses semblables, et ne se trouvait jamais assez élevé.

Les ambitieux courent perpétuellement après un but incertain. Ce sont toujours des illusions d'optique qui les amorcent, ou des chimères qui les attirent. Ils ne sont pas plus tôt parvenus où ils voulaient arriver, que leur enchantement cesse. Ils parcourent un champ incommensurable, où il y a toujours pour eux quelque chose d'inconnu et qui est l'objet de leur recherche.

Anselme était si malheureux dans la carrière qu'il parcourait, que, lorsqu'il touchait au terme si long-temps désiré, il n'éprouvait pas même les joies que procure une ambition satisfaite. L'avait-on nommé lieutenant, il se désespérait de ne pas être capitaine. Toujours mécontent, et ne connaissant aucune borne pour ses souhaits, il formait sans cesse le projet de se guérir de sa passion brutale. Il espérait y parvenir en changeant d'état; mais son ambition ne faisait que changer d'aliment. Il avait beau s'épuiser en efforts, partout il se retrouvait lui-même; partout il rencontrait des concurrens qui lui disputaient la prééminence.

Enfin l'ambition dévorait Anselme à un tel point qu'il avait l'air d'être victime d'une puissance ennemie qui venait l'attaquer jusque dans son sommeil. La nuit, il s'imaginait qu'il était roi, empereur, qu'il avait le front ceint d'une couronne ; il croyait être assis sur un trône fantastique où il éprouvait les mêmes angoisses, les mêmes combats que dans l'état de veille. Ses rêves de grandeur et de gloire le rendaient quelquefois heureux ; mais bientôt il se réveillait tout humilié de ses méprises.

Abreuvé d'affronts, découragé par tant d'obstacles, Anselme prit un jour une résolution généreuse, qu'il ne tarda pas à exécuter. Il quitta le monde et se réfugia dans la philosophie, afin, disait-il, de mieux écouter les oracles de la raison. Il ajoutait que Diogène lui était apparu dans ses songes et lui avait légué sa lanterne ; mais, tout en abjurant l'ambition des rangs et de la fortune, il ne savait pas qu'il allait être atteint de l'ambition de l'esprit. En effet, à peine eut-il parcouru les ouvrages de quelques anciens, qu'il se crut initié dans tous les mystères de la sagesse.

On remarquait toujours dans Anselme un penchant à primer qui avait été pour lui une source intarissable de tourmens. Il parlait encore à tout instant des succès qu'il avait obtenus dans le monde, des obstacles qu'il avait rencontrés, de ce qu'il avait fait pour la patrie, des emplois qu'on lui avait refusés, des récompenses qui lui étaient dues, des ministres qui l'avaient repoussé, de l'incapacité des rivaux qui lui avaient été préférés. Il se plaignait surtout de ce qu'on lui avait obstrué les routes qu'il s'était frayées pour arriver à de grands résultats ; il avait soin d'ajouter que, si on venait lui offrir aujourd'hui la place la plus éminente de l'état, il ne manquerait pas de la refuser. Il remerciait Dieu de l'avoir enfin délivré de cette passion funeste qui lui avait rendu la vie si pénible.

Malgré cette conversion apparente, malgré les nobles résolutions d'Anselme, on ne tarda pas à s'apercevoir qu'il tombait insensiblement dans une mélancolie profonde. Ses regards avaient quelque chose de farouche, et les mouvemens de son âme en délire se caractérisaient par l'expression d'une physionomie égarée. Tous ses discours tenaient du vertige, et le trouble constant de ses idées inspirait une douloureuse compassion. A l'époque dont je parle, ce n'était plus Diogène déridant son front par l'ironie piquante de ses saillies. Il était devenu aussi sombre que Timon, ce malheureux philosophe d'Athènes, qui accablait le genre humain de malédictions, et qui mourut de misanthropie. On va voir que notre pauvre Anselme eut à peu près le même sort.

J'ai déjà dit qu'il travaillait à un code de législation dont il voulait gratifier toutes les puissances régnantes. Quand ce grand projet fut à sa fin, il ne manqua pas de l'envoyer à divers souverains, dont aucun ne l'accueillit : ce refus l'humilia à un point qu'on ne saurait exprimer. Le désespoir s'empara de lui, et les atteintes d'une apoplexie foudroyante terminèrent soudainement ses jours.

Ainsi donc ce même homme qui se croyait totalement guéri de son ancienne passion, qui prétendait dédaigner la gloire et les grandeurs, éprouva le plus vif chagrin parce qu'on ne répondait point à ses lettres datées de l'hôpital des fous. Ces beaux préceptes qu'il débitait journellement à ces prétendus rois détrônés, qu'on apercevait journellement dans les cours de Bicêtre, ne lui furent d'aucune utilité pour lui-même. Il mourut de la maladie des ambitieux dans cette loge où l'on avait resserré son existence sans avoir mis des bornes à ses désirs.

Tel est donc l'effet terrible de cette passion insatiable, qu'elle dévore presque toujours celui que les obstacles arrêtent, qu'elle consume le cœur où elle s'est allumée! Dès qu'une fois elle a prévalu dans son âme, l'homme médite vainement sa réforme. Il a beau fréquenter les sages, suivre la route de Socrate, se nourrir des dogmes d'Épictète, l'ambition est au Portique comme dans le Lycée, et les esclaves qu'elle traîne à sa suite ne sauraient espérer la paix que lorsqu'ils descendent dans le tombeau.

FIN DU TOME PREMIER.

TABLE DES MATIÈRES

CONTENUES DANS CE VOLUME.

Pages.

CONSIDÉRATIONS PRÉLIMINAIRES SUR LE SYSTÈME SEN-
SIBLE... j

CONSIDÉRATIONS GÉNÉRALES SUR LES SENTIMENS MORAUX.   1

SECTION PREMIÈRE.

DE L'INSTINCT DE CONSERVATION, CONSIDÉRÉ COMME
LOI PRIMORDIALE DU SYSTÈME SENSIBLE.........   13

CHAP. Ier. De l'égoïsme.........................   23

CHAP. II. De l'avarice..........................   32

CHAP. III. De l'orgueil.........................   40

CHAP. IV. De la vanité..........................   45

CHAP. V. De la fatuité..........................   51

CHAP. VI. De la modestie........................   58

CHAP. VII. Du courage...........................   67

LE PAUVRE PIERRE...............................   85

CHAP. VIII. De l'espérance......................   149

CHAP. IX. De la peur............................   157

CHAP. X. De la prudence.........................   171

CHAP. XI. De la paresse.........................   184

Pages.

CHAP. XII. De l'ennui 195

CHAP. XIII. De l'intempérance................... 2o5

VISION PHILOSOPHIQUE. Entretien d'Épicure avec Pythagore sur la tempérance..................... 219

SECTION DEUXIÈME.

DE L'INSTINCT D'IMITATION, CONSIDÉRÉ COMME LOI
PRIMORDIALE DU SYSTÈME SENSIBLE............. 279

CHAP. Ier. De l'émulation...................... 299

LA SERVANTE MARIE........................ 3o9

CHAP. II. De l'envie......................... 33i

CHAP. III. De l'ambition...................... 34i

LE FOU AMBITIEUX , ou Histoire d'Anselme, dit *Diogène.* 353